나이보다
젊어지는
행복한 뇌

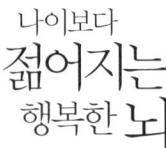

펴낸날 초판 1쇄 2014년 10월 1일 ❘ 초판 3쇄 2015년 12월 1일

지은이 서유헌

펴낸이 임호준
이사 홍헌표
편집장 김소중
책임 편집 김송희 ❘ **편집 3팀** 윤혜민 김은정
디자인 왕윤경 김효숙 ❘ **마케팅** 강진수 임한호 김혜민
경영지원 나은혜 박석호 ❘ **e-비즈** 표형원 이용직 김준홍 류현정 차상은

표지 일러스트 이신혜 ❘ **내지 일러스트** 영수, 이복순
인쇄 ㈜웰컴피앤피

펴낸곳 비타북스 ❘ **발행처** ㈜헬스조선 ❘ **출판등록** 제2-4324호 2006년 1월 12일
주소 서울시 중구 세종대로 21길 30 ❘ **전화** (02) 724-7639 ❘ **팩스** (02) 722-9339
홈페이지 www.vita-books.co.kr ❘ **블로그** blog.naver.com/vita_books ❘ **페이스북** www.facebook.com/vitabooks

ⓒ 서유헌, 2014

이 책은 저작권법에 따라 보호를 받는 저작물이므로 무단 전재와 무단 복제를 금지하며,
이 책 내용의 전부 또는 일부를 이용하려면 반드시 저작권자와 ㈜헬스조선의 서면 동의를 받아야 합니다.
책값은 뒤표지에 있습니다. 잘못된 책은 바꾸어 드립니다.

ISBN 979-11-85020-53-2 13510

- 이 도서의 국립중앙도서관 출판예정도서목록(CIP)은 서지정보유통지원시스템 홈페이지(http://seoji.nl.go.kr)와
  국가자료공동목록시스템(http://www.nl.go.kr/kolisnet)에서 이용하실 수 있습니다. (CIP제어번호: CIP2014027268)

- 비타북스는 독자 여러분의 책에 대한 아이디어와 원고 투고를 기다리고 있습니다.
  책 출간을 원하시는 분은 이메일 vbook@chosun.com으로 간단한 개요와 취지, 연락처 등을 보내주세요.

비타북스 는 건강한 몸과 아름다운 삶을 생각하는 ㈜헬스조선의 출판 브랜드입니다.

나이보다 젊어지는 행복한 뇌

치매 없이 젊게 사는 7가지 뇌 건강 습관

서유헌 지음

비타북스

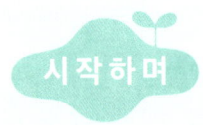

시작하며

우리는 평생 뇌의 지시에 따라 움직이며 살아간다. 보고, 듣고, 말하고, 느끼고, 생각하고, 걷고, 뛰는 등 우리가 하는 모든 행위는 뇌와 관련이 있다. 뇌는 신체 장기 중 하나이지만 모든 기관을 조절 통제하기 때문에 다른 기관이 모두 정상으로 작동해도, 뇌가 죽으면 돌이킬 수 없다. 그렇기 때문에 뇌가 병들게 되면 면역계에 이상이 생겨 감염병, 퇴행성 노인질환, 암 등 각종 질병에 쉽게 걸리게 된다. 같은 이치로 신체에 이상이 생겼을 때에 이기고자하는 강인한 정신력을 가지면 면역기능이 향상되어 완치가 어려운 암과 같은 병도 이겨내는 기적이 일어나기도 한다. 즉 뇌력이 체력인 것이다.

뇌의 놀라운 점은 이뿐만이 아니다. 다른 신체 기관은 일정기간이 지나면 성장을 멈추지만 뇌는 훈련에 따라 평생 성장할 수 있다. 개인의 노력과 경험에 따라 신경세포들 사이의 연결은 치밀하게 발달하지만 나이가 어리더라도 쓰지 않고 방치하면 신경세포가 약해져 기능이 퇴화한다. 사무엘 울만이 〈청춘〉이라는 시에서 '호기심, 아름다움, 용기, 기쁨, 영감, 희망'을 붙잡고 노력하는 한 '80세라도 인간은 청춘으로 남게 된다.' 라고 말한 것이 사실로 밝혀진 셈이다.

중년이 되면 사람들은 '성장'하는 것을 쉽게 포기하고 늙어가는 일만 남았다고 한탄한다. 성장이 멈춘 신체는 나이에 비례하여 노화하지만 뇌의 활력을 키운다면 나이보다 젊게 살 수 있다. 하지만 중년의 뇌는 스트레스를 술과 담배로 풀고, 무분별하고 불규칙한 생활·식습관으로 활력을 잃은 지 오래이다. 그 결과 우울증, 뇌졸중, 치매 등 여러 가지 뇌 질환을 키우고 있다. 그중 치매는 중년이 가장 무서워하는 질병으로, 100세 시대의 재앙이라는 말과 함께 피할 수 없는 적으로 다가오고 있다. 평생 뇌를 연구해 온 학자로서 이러한 현실이 안타까워 나이가 들어도 치매 걱정 없이 건강하고 젊게 살아갈 수 있는 방법을 책으로 담게 되었다.

이 책은 뇌가 활력을 잃지 않는다면 평생 성장할 수 있다는 점에 집중하여 떨어진 뇌활력을 되찾는 법과 중년에 걸리기 쉬운 뇌 질환에 대해 알기 쉽게 설명했다. 아무쪼록 이 책이 뇌활력을 잃은 모든 분들에게 활력을 되찾아 주어 100세까지 건강하게 살아가는 데 도움이 되길 바란다.

2014년 8월 여름, 서재에서
국사 서 유 헌

목차

시작하며   4

PART 1   마흔부터 준비하는 브레인 안티에이징
뇌활력, 자신 있습니까?

중년의 뇌가 병들어가고 있다   17
진시황이 찾던 불로초, 누구나 갖고 있다
문명의 이기가 뇌를 위협한다
뇌의 신경세포는 매일 죽어간다
뇌는 늙는다. 그러나 늙지 않는다

지친 뇌, 깨울 수 있는가?   26
뇌의 피로가 건망증을 키운다
적게 사용해도 많이 사용해도 문제다
평생 죽는 뇌세포는 5%에 불과하다
나이가 들어도 뇌세포는 생성된다

결국 뇌활력이 답이다   35
관리를 잘하면 100년도 거뜬하다
뇌 운동하는 80대가 하지 않는 20대보다 청춘이다

PART 2 뇌활력이 사라진 중년의 실체
뇌활력이 떨어지면 무엇이 문제인가?

뇌의 기력이 떨어져 쉽게 지친다　　43
뇌는 심장보다 많은 에너지가 필요하다
저체온증이 뇌의 활력을 떨어트린다
식습관이 뇌세포의 죽음을 앞당긴다

깜빡깜빡 건망증, 나만 그런 건가?　　49
피로가 건망증을 악화시킨다
흡연은 뇌를 깎아먹는다
건망증의 최대 공헌자는 따로 있다

한창 일할 나이에 집중력이 떨어진다　　54
현대인이여, 스마트폰을 버려라
전자파는 뇌 건강에 치명적이다

중년의 절망, 성욕이 사라진다　　59
스트레스가 섹스리스를 만든다
사랑의 묘약을 써야 늙지 않는다

혹시 나도 다중인격자?　　63
중년 남성들의 정신 건강에 켜진 빨간불
뇌의 피로는 성격도 변화시킨다
잘못된 스트레스 해소법

뇌가 피곤하면 면역력이 떨어진다　　69
뇌도 피곤하면 반항한다
감기에 자주 걸리는 것도 뇌의 활력이 떨어졌기 때문이다
스트레스가 지속되면 뇌의 시스템이 망가진다

뇌활력을 인위적으로 깨우면 뇌가 더 지친다　　79
일시적으로 뇌에 활기를 불어넣는 카페인의 함정
커피에 집착하는 사람들, 위기에 처하다
카페인은 고혈압을 부르고, 고혈압은 치매를 부른다

PART 3 뇌활력 vs 뇌질환
활력 없는 뇌,
몸과 마음의 건강을 흔든다

'우울증', 중년의 위기를 부른다   87
'마음의 감기', 만성 우울증에 빠진 중년
행복 호르몬, 세로토닌을 잡아라
치료 기피가 더 큰 문제다
기분이 좋아지는 음식을 먹어라

뇌 속의 시한폭탄 '뇌졸중'을 잡아라   94
방심하는 순간, 뇌혈관은 터진다
산소 공급 차단이 제일 무섭다
뇌졸중을 피하려면 흰색 음식을 먹어라

수전증이 심해지면 '파킨슨병'을 의심하라   102
알리도, 요한바오로 2세도 이 병으로 쓰러졌다
파킨슨병을 부르는 위험인자
도파민을 이용한 파킨슨 병의 치료

폭발적으로 증가하는 '알츠하이머 치매'   108
피할 수 없는 장수의 저주, 치매가 몰려온다
가족까지 황폐화시키는 치매

PART 4 중년의 뇌를 위협하는 치매,
뇌활력이 치매를 멀리한다

100세 시대, 2명 중 1명이 치매에 걸린다　　　115
건망증과 치매는 다르다
건망증은 뇌 훈련으로 개선될 수 있다
치매 극복을 위한 전략을 짜라

어떤 사람이 치매에 더 잘 걸릴까?　　　122
가장 흔한 퇴행성 치매, 알츠하이머 치매
습관적인 음주는 알콜성 치매를 유발한다
루이소체 치매와 파킨슨병 치매

어떤 사람이 알츠하이머 치매에 잘 걸릴까?　　　127
치매는 '운명'이다?! 가족력과 유전자를 살펴라
두부 손상은 치매 발병률을 세 배 이상 높인다
생활습관병이 부르는 치매
교육 수준에 따라 치매 증상은 달라질 수 있다
생활 속 알루미늄이 뇌를 공격한다
뇌의 보이지 않는 적, 스트레스

초기 발견으로 치매에 맞서라　　　139
치매 발병, 10년 전에 알 수 있다
자주 넘어지거나 사고를 일으키면 치매를 의심하라
완치는 불가능하지만 호전은 가능하다
치매 예방 건강기능 성분, BT-11
미래의 답은 줄기세포에 있다

PART 5 치매 없이 젊게 사는 7가지 뇌 건강 습관
오늘도 '뇌활력'하셨습니까?

다스려라 감정의 뇌를 다스려야 뇌가 장수한다   153
인간의 욕구를 담당하는 변연계
남성이 여성보다 더 폭력적인 이유
변연계가 활력을 잃으면 우울증에 걸린다
좋은 자극에 노출된 뇌는 성장한다

배워라 죽을 때까지 익혀라   163
좌·우뇌 중 한쪽만 사용하면 뇌질환에 걸리기 쉽다
건강의 열쇠는 우뇌가 쥐고 있다
신체 나이와 뇌의 나이는 비례하지 않는다
뇌는 매일 신선한 자극을 필요로 한다
좌뇌와 우뇌를 모두 사용해 책을 읽자
뇌도 근육처럼 키울 수 있다

움직여라 상전보다 머슴이 되어라   175
손이 발달할수록 뇌는 더 건강하다
운동은 가장 좋은 '천연 항우울제'다
자연에는 뇌에 이로운 물질이 많다
베풀기 좋아하는 사람이 치매에 덜 걸린다

먹어라 식욕에는 이유가 있다   185
아침밥은 뇌 활동을 극대화시킨다
저체중은 치매 발생을 증가시킨다
소식보다 균형 잡힌 식단이 장수에 도움된다
잘 쓰면 명약, 잘못 쓰면 독약인 영양소들
뇌에 좋다는 DHEA, 과연 불로장생 약인가?
30번 이상, 천천히 씹으면 기억력이 좋아진다

표현하라 예술가가 장수한다　　　　　　　　　　203
즐거운 감정을 직시하라
감정 표현은 기억력과 치매 예방의 절대적 아군이다
플라세보 효과 vs 노세보 효과
냉소적인 사람은 면역 기능이 저하된다
긍정적 자기 암시는 뇌활력을 이끄는 동력이다

잘 쉬어라 본능에 따라 사랑하고 쉬어라　　　　　214
밤은 뇌세포가 휴식을 취하는 시간이다
잠이 기억을 강화시킨다
숙면을 돕고 뇌에 활력을 주는 십계명
절제와 금욕보다 즐기는 삶을 살아라
쇠퇴하는 것은 성욕이 아니라 정력이다
건전한 성은 오감을 활용하는 것
사랑의 언어와 스킨십만으로도 뇌는 젊어진다

줄여라 줄이는 만큼 길어질 것이다　　　　　　227
치명적인 중년의 적, 비만
하루 한 잔이 말이 되냐고?
당신은 지금 기억력을 태우고 있다
눈에 보이지 않는 전자파가 무서운 이유
뇌를 혹사시키는 스트레스를 줄이는 십계명

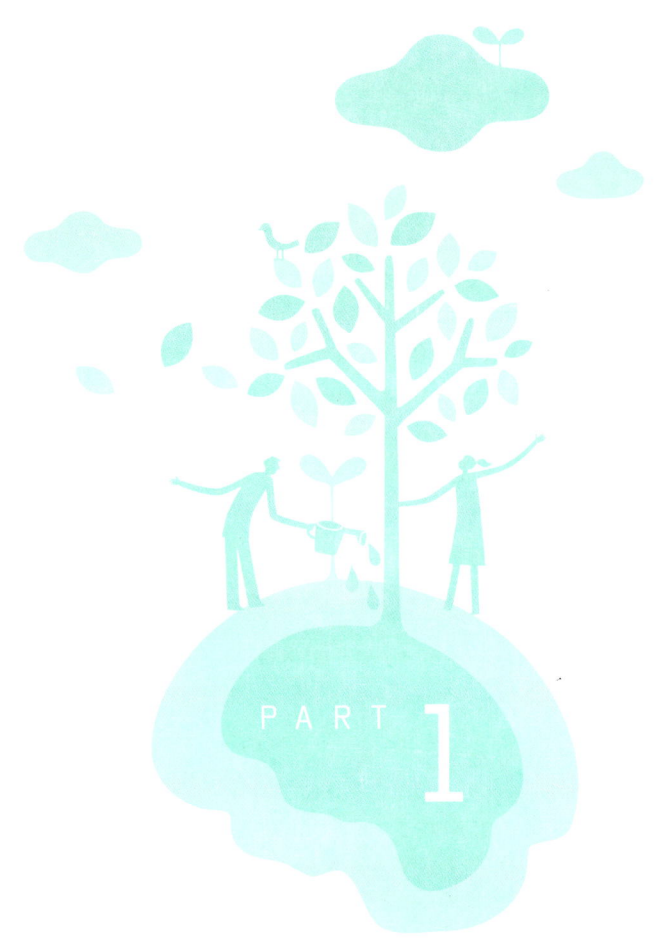

마흔부터 준비하는
브레인 안티에이징

뇌활력,
자신 있습니까?

평소 건강에는 자신이 있다며 큰소리치던 사람도 40대를 고비로 서서히 신체의 변화를 느끼기 시작한다. 무엇이 문제인 걸까? 막연히 체력이 떨어졌다고 생각하지만, 사실은 '뇌'의 체력이 떨어진 것은 아닐까? 이제 뇌도 건강 관리가 필요하다.

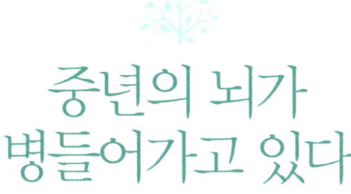

중년의 뇌가
병들어가고 있다

진시황이 찾던 불로초, 누구나 갖고 있다

생명체는 태어나서 끊임없이 성장하면서 기능을 발휘하다가 점차 기능이 쇠퇴하면서 활력을 잃게 되고 마지막에 죽음을 맞이한다. 이것은 세상의 변하지 않는 진리이다. 그러나 역사가 시작된 이후 인류의 가장 큰 소망은 늙지 않고 오랫동안 건강한 삶과 젊음의 활력을 누리는 일이었다. 2천여 년 전 중국의 진시황은 영원한 젊음을 유지해주는 불로초를 찾으려고 수많은 선남선녀를 세상의 구석

구석으로 보냈다. 그러나 끝내 불로초를 발견하지 못하고 역사의 뒤안길로 사라졌다. 2천 년이란 긴 시간이 지났지만 건강과 젊음에 대한 인류의 갈망은 계속되고 있다. 그렇다면 불로초는 영원히 발견되지 않을 것인가. 확실한 것은 불로초는 먼 곳이 아니라 바로 우리 가까이에 있다는 사실이다. 바로 당신의 '뇌' 말이다.

현대인의 하루를 돋보기로 들여다보자. 먹고 마시고 걷고 달리는 본능적인 움직임부터, 생각하고 판단하고 분석하고 정보를 처리하는 이성적 활동까지 일일이 나열하기 힘들 정도로 수많은 활동을 하고 있다. 우리가 매일 무언가를 인지하고 판단하고 활동할 수 있는 것은 뇌가 원활하게 움직이고 있다는 증거이다. 뇌는 인간의 모든 행동과 사고를 관장하는 제어탑이다. 이런 뇌가 손상을 입거나 시스템에 이상이 생기면 몸에 문제가 생기는 것은 자명한 일이다. 그렇다면 뇌의 기능은 정상인데, 단지 활력이 없다면 어떤 일이 벌어질 것인가?

과거에는 뇌 발달이 태어나서 3세면 거의 완성된다고 믿었다. 그러나 최근에 발표된 연구 결과들에 따르면 이 '뇌 발달 3세 완성설'은 폐기처분해야 옳다. 뇌는 죽을 때까지 끊임없이 변화하고 성장하기 때문이다. 또한 과거에는 과학의 영역 밖에 있던 '정신', '감정', '마음'도 현재에는 뇌의 중요한 기능으로서 새로이 조명받고 있다. 중년의 생활습관병에서 비롯된 비만을 다스릴 때도 '위'가 아닌 '뇌'를 다스려야 한다는 연구 결과도 이런 맥락과 같다.

뇌가 건강하면 신체도 활력을 띠고, 삶의 질도 올라간다. 그러나 활력을 잃은 뇌를 오랫동안 방치하면 부지불식간에 우리의 삶이 무너져 버릴 수 있다. 이것이 바로 우리가 뇌에 관심을 가져야 하는 이유이다.

문명의 이기가 뇌를 위협한다

운동을 하면 근육이 커지는 것도 허리 사이즈가 줄어드는 것도 눈으로 확인할 수 있다. 그러나 뇌는 일상생활에서 직접 눈으로 확인해 볼 수 없다. 하지만 뇌가 활력을 잃으면 그 증상은 겉으로 확연하게 드러난다. 별일 아닌 것에 짜증을 내거나 무기력해지며, 의욕도 사라지고 평소 밝았던 성격이 우울하게 변하기도 한다. 주변의 중년들을 돌아보자. 무엇엔가 쫓기듯 바쁘고, 표정은 굳어 있으며, 서로 믿지 못하고 불안해한다. 과거에 비해 살기 삭막하다는 말도 사람들이 일상에 지쳐 있기 때문일 것이다.

현대인들의 뇌가 이처럼 활력을 잃어가는 이유는 무엇일까? 여러 가지 이유가 있겠지만, 그중 하나는 생활 속에서 찾아볼 수 있을 것이다. 과거 사람들은 농사를 짓거나 사냥을 한 뒤 해가 지면 칠흑 같은 어둠 속에서 잠들었다. 그리고 해가 뜸과 동시에 밖으로 나가 자연 속에서 맑은 공기를 마시며 다시 일했다. 적당히 몸을 움직이고 충분히 잤으며, 자연식을 하고, 뇌에 나쁜 영향을 미치는 유해물질도 거의 없었다.

기술이 발전하면서 인간의 편의를 위한 다양한 발명품이 생겨났지만, 사람들은 오히려 그 기계와 온갖 발명품으로부터 건강을 위협받고 있다. 갖가지 유해물질로 뒤덮인 현대의 도시는 온갖 전자파와 독소를 내뿜고 있으며, 먹거리도 안전하지 않다. 특히 뇌는 이런 환경에 무방비로 노출되어 있다. 게다가 사람들은 뇌를 능동적으로 사용하기보다 수동적으로 보이는 대로 받아들이는 것에 익숙해지고 있다. TV나 거리에 부착된 수많은 광고판, 스마트폰이 그러하다. 내비게이션도 마찬가지이다. 예전에는 지도를 들여다보며 길을 찾고자 노력했지만, 이제는 머리를 별로 쓰지 않고도 쉽고 편리하게 길을 찾을 수 있다. 이는 위치를 입체적으로 찾는 노력이 없어져서 뇌 발달 측면에서는 손해라 할 수 있다.

밤은 어떠한가? 예전에는 빗소리, 벌레 소리, 바람 소리를 들으며 짙은 어둠 속에서 잠들었지만, 이제는 가로등과 자동차, 외부 건물에서 쏟아져 나오는 빛 때문에 낮인지 밤인지 분간하기 힘든 지경이 되었다. '빛 공해'라 불리는 새로운 오염은 인간이 휴식을 취해야 하는 밤 시간까지 빼앗았다. 사람들이 손에서 놓을 줄 모르는 스마트폰이 뿜어내는 빛의 폐해는 더 크다. 촛불 하나 정도의 밝기가 1칸델라(cd, 광도의 SI 단위)면 컴퓨터용 모니터는 400칸델라, 스마트폰 화면의 최대 밝기는 500칸델라를 훌쩍 넘는다. 잠들기 직전까지 계속 스마트폰을 보고 있는 경우가 많은데 이런 밝은 빛은 숙면을 방해해 이튿날 인지 기능이 눈에 띄게 달라진다는 연구 결과가 속속 보고되고 있다.

환경뿐만이 아니다. 중년의 생활습관도 문제 투성이다. 과다한 업무 스트레스와 이를 벗어나기 위해 마시는 술과 담배, 불규칙한 식습관, 만성 수면 부족 등 무엇 하나 신체에 좋은 영향을 주는 것이 없다. 이런 환경에 지속적으로 노출되어 있다 보니 결국 뇌의 활력이 떨어지고 마는 것이다.

나무가 시들어갈 때는 여러 이유가 있을 것이다. 충분히 햇볕을 쬐지 못하거나, 영양분이 부족할 수도 있고, 물이 말라서 뿌리가 썩어가고 있을 수도 있다. 나무가 시들기 시작할 때 조치를 취하지 않는다면 결국은 누렇게 말라 비틀어져 버릴 것이다. 사람의 뇌도 마찬가지이다. 뇌의 활력이 떨어지는 데는 이유가 있고, 그 이유를 찾아 해결하지 않는다면 언젠가는 당신도 시든 나무처럼 시름시름 앓게 될지 모른다.

뇌의 신경세포는 매일 죽어간다

언제부터인가 예전 같지 않게 반사 신경도 느려지고, 분명히 알고 있는 단어인데 입 안에서 맴돌 뿐 순간적으로 생각이 나지 않는다. 차 키를 두고 나와 집으로 다시 들어가거나, 한참 동안 찾던 휴대전화를 바지 뒷주머니에서 찾는 일이 발생한다. 어느 순간 칼 같이 정확하던 기억력을 믿을 수 없게 된 중년들은 '세월 앞에 장사가 없다'라는 회의감과 함께 깊은 절망감을 느끼게 된다.

일요일에 피로를 풀기 위해 온종일 잠을 자지만, 여전히 다음날 아침이면 몸이 무겁다. 어깨도 뻣뻣하고 몸은 물먹은 솜뭉치마냥 늘어진다.

뇌가 활력을 잃는 순간 삶은 활기를 잃고, 이런 상황이 지속되면 우울증이나 뇌졸중, 치매, 파킨슨병 같은 각종 뇌 질환에 걸리기 쉽다. 뇌 질환은 다른 부위와 달리 한 번 손상되면 회복이 어렵고 심하면 죽음에 이르게 된다. 특히 중년이 두려워하는 치매나 파킨슨병 같은 뇌 질환은 개인의 건강은 물론 가족의 삶까지 송두리째 앗아가 죽음보다 무서운 질환으로 손꼽힌다.

우리나라에서 2001년에 비해 2008년에 초로 치매(노령 이전인 40~50대에 발생하는 치매) 환자 수가 40대는 600명에서 1,000명, 50대는 1,900명에서 4,500명으로 2배 이상 증가했다는 보고가 있었다. 이른 나이에 발생하는 초로 치매가 갈수록 많아지고 있는 것이다. 이런 현상 역시 뇌의 활력과 관련이 있다.

　신경세포의 다른 이름인 뉴런^{Neuron}은 그리스어로 '밧줄' 또는 '끈'을 의미한다. 신경세포의 임무는 정보가 들어오면 전기를 발생해 다른 세포에 정보를 전달하는 것이다. '소우주'라 불리는 뇌에는 약 천억 개에 달하는 신경세포가 복잡한 네트워크를 이루며 기능을 발휘하고 있다.

　그런데 고급 정신 활동을 하는 대뇌신피질의 신경세포는 인간의 성장 곡선에 따라 20세가 지나면 하루에 수만 개씩 감소한다. 하지만 평소 훈련을 통해 신경회로망을 튼튼하게 해둔다면 뇌의 신경세포 수가 감소해도 뇌의 활성은 그대로 유지된다. 잘 정비된 체재에서는 약간의 균열이 생겨도 흔들리지 않고 굳건하게 대열을 유지하는 것처럼 말이다.

　일찍 늙는 것도, 일찍 죽는 것도 모두 뇌의 문제이다. 부귀영화가 눈앞에 있어도 건강하지 못하면 손에 잡을 수 없는 신기루와 같다. 그런데 우리 중년들이 습관적으로 하는 일들은 무엇인가? 혹시 사람이 다쳐서 쓰러져도 몸이 아파 아무런 도움을 주지 못하는 중환자처럼 뇌도 활력을 잃은 채 비실비실하도록 내버려두고 있지는 않은가? 이제는 자신의 생활습관 등 모든 것을 한 번 되돌아보아야 할 때이다.

뇌는 늙는다. 그러나 늙지 않는다

피부를 덮고 있는 표피세포는 끊임없이 재생한다. 그러다 노화가 진행되면서 재생 주기가 느려지고 능력이 저하되면서 결국 건강하지 못한 표피 구조를 이루게 된다. 뇌도 나이가 들면서 자연스럽게 신경세포가 죽고 그 결과 인지 기능이 떨어진다. 그러나 뇌는 다른 신체 부위에 비해 잘만 관리하면 젊음을 유지하며 기능 저하를 최대한 늦출 수 있다. 물리학자인 아인슈타인은 77세에 사망하기 전까지 병석에 누워서도 생애 최고의 이론을 세우고자 연구를 거듭했으며, 세기의 지휘자로 불리는 헤르베르트 폰 카라얀 역시 82세 나이로 사망하기 전까지 열정적으로 연주 활동을 했다. 멀리 가지 않고도 주변에서 젊은 사람 못지않은 인지 기능을 보이는 노인을 찾기 어렵지 않다.

그렇다면 나이에 구속받지 않고 활력을 유지하는 사람과 치매에 걸려 불행한 삶을 살게 되는 사람은 어떤 차이점이 있을까? 뇌가 건강한 사람은 특별히 유전적으로 뛰어난 조건을 갖추었거나 좋은 약, 좋은 음식을 많이 먹었기 때문일까? 아니면 주기적으로 특별한 관리를 받았기 때문일까? 민첩한 정신을 유지하고 뇌의 노화를 늦추기 위한 방법은 쉽고 간단하다.

1. 뇌가 활력을 얻기 위해서는 지속적으로 '나쁜' 자극이 아니라 '좋은' 자극을 주어야 한다.
2. 현대인의 불규칙한 생활·식습관은 뇌의 활력을 떨어트리는 데 치명적이다.
3. '제대로' 된 휴식을 취해야 뇌가 활력을 되찾는다.

지금까지 인류가 풀어낸 뇌의 비밀은 아직 10%도 되지 않는다. 그러나 그동안 시행했던 수많은 연구들은 뇌가 결코 정지해 있는 것이 아니라 일생 동안 외부 자극에 의해 변화하고 성장한다는 사실을 알아냈다. 뇌의 신경세포는 가만히 있지 않고 평생에 걸쳐 스스로 배선을 재정비하고, 필요에 따라 구조와 기능을 바꾸는 것이다. 그런데 뇌에 과부하가 생기면 시스템에 이상이 생기게 되고 결국 뇌경색 같은 질환에 걸리게 된다. 가느다란 전선에 과도한 전류를 흘려보내면 과부하가 생겨 불이 나는 것과 비슷한 이치이다.

뇌를 단련하고 사용하는 동안 뇌는 점차 활력을 되찾고 필요한 에너지는 재충전될 것이다. '나이가 든다 = 뇌도 늙는다'의 등식은 성립하지 않는다. 이 공식이 잘못되었다는 것을 깨닫는 것이 뇌활력을 깨우기 위한 출발점이 될 것이다.

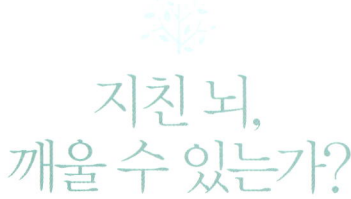

지친 뇌,
깨울 수 있는가?

뇌의 피로가 건망증을 키운다

중년에 접어들면 기억력 감퇴, 무력감, 긴장성 두통, 근육의 긴장, 고혈압, 우울증 등의 발생 빈도가 높아진다. 뇌세포를 혹사할 때 일어나는 증상과 정확하게 일치한다. 뇌세포는 일정 이상 지속적인 자극을 받으면 더 이상 반응을 하지 않는 '불응기'를 가지고 있다. 그러나 충분히 쉬거나 수면을 취한 다음에는 불응기가 없어지고 다시 반응성이 회복된다. 밤을 새우고 난 다음 날이나 긴장한

채 시험을 치르거나 큰 프로젝트를 끝내고 나면 기진맥진해져 아무것도 할 수 없는 경험을 해 본 적이 있을 것이다. 뇌는 무한대의 능력을 가지고 있지 않다. 다시 말해 중년기 뇌활력의 가장 큰 적은 뇌세포의 피로다.

기억 연구로 유명한 도널드 헵 박사는 하루 24시간이 부족할 정도로 열심히 연구하던 47세 때 심각한 기억력 장애를 경험했다. 그는 논문을 읽으면서 중요한 부분을 기록해야겠다고 생각하고 노트를 펼쳐 보니 이미 그 부분이 자신의 글씨로 빼곡하게 기록되어 있음을 발견했다. 그러나 그는 그 논문을 읽은 기억이 전혀 나지 않아 큰 충격을 받았다. 그는 당장 일을 중단하고 충분히 휴식하면서 영양을 보충했고, 그 결과 다시 기억력을 되찾을 수 있었다. 노령인 지금도 헵 박사는 왕성한 활동을 하고 있다.

복잡한 서류 더미 속에서도 필요한 정보가 어디 있는지 정확하게 기억하며 재깍재깍 찾아내던 사람이 어느 날 갑자기 서류를 찾아 헤매고, 약속시간을 철저하게 지키던 사람이 약속 자체를 까먹는 등 중년에 생기기 쉬운 건망증을 노화 현상으로 당연시해서는 곤란하다. 건망증 자체가 치매로 연결되는 것은 아니지만, 피로에 지쳐 있거나 혹사 당한 뇌가 언제 어떻게 시스템 이상을 일으킬지 알 수 없는 노릇이기 때문이다. 그러므로 뇌 건강 관리는 아무리 강조해도 지나치지 않다. 뇌의 건강이야 말로 신체의 건강은 물론 삶의 행복과 직결되어 있기 때문이다.

적게 사용해도 많이 사용해도 문제다

〈철도원〉이라는 영화가 있다. 이 영화는 번성하던 탄광이 폐쇄된 후 많은 사람이 탄광 마을을 떠나게 되고, 그 마을에 다니던 열차가 없어지게 되면서 평생 역을 관리하던 철도원이 느끼는 애환을 그리고 있다. 탄광이 번성할 때는 많은 사람들로 북적이고 열차도 바쁘게 움직이지만, 탄광이 폐쇄된 후에는 열차 운행이 중지되고 역도 마을도 없어지게 된다. 이처럼 우리의 뇌도 적절히 잘 사용하면 늙지 않고 계속 발달하지만, 쓰지 않고 그대로 두면 활력이 떨어지고 나중에는 알츠하이머 치매가 소리도 없이 찾아온다.

뇌에 적절한 자극이 가해지면 신경정보전달이 이루어지는 시냅스^{Synapse} 회로가 새롭게 생기고, 치밀해지며 두터워진다. 그러나 뇌를 사용하지 않으면 시냅스 회로는 사라지게 된다. 다시 말해 뇌에 많은 정보가 들어가면 신경세포는 그 정보 자극을 효과적으로 전달하기 위해 부지런히 길을 새로 만들기도 하고 넓히기도 한다. 그러나 자극이 없으면 더는 신경정보전달 기능이 필요 없다고 판단하여 시냅스 회로가 점차 사라지다 결국 죽는 것이다.

그런데 뇌는 너무 많이 사용해도 문제를 일으킨다. 우리는 수많은 정보에 노출되어 시간을 보낸다. 그 정보를 처리하기 위해서는 뇌의 신경세포도 끊임없이 신경 흥분을 전해야 한다. 그런데 뇌가 과잉 자극을 오랫동안 받으면 시냅스 회로망에 과부하가 일어나 시냅스 회로가 망가지게 된다. 중간에 휴식을 취하지 않고 신경세포를 지치게 하면 일의 효율이 떨어지는 것은 물론 질병까지 얻게 되는 것이다.

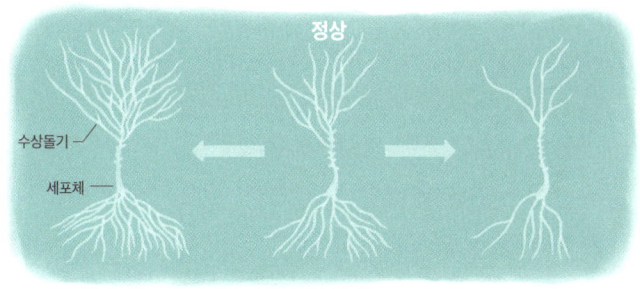

뇌 회로 사진

그림 1   뇌를 적절히 사용하면 시냅스 회로가 치밀해지고 넓어진다.(좌) 뇌를 사용하지 않거나 혹사시킬 때 시냅스 회로는 엉성해진다.(우)

다시 말해 뇌는 프랑스의 동물학자이자 진화론자인 라마르크가 '〈용불용설〉'에서 지적한 바와 같이 '뇌를 사용하라, 사용하지 않으면 잃게 된다(Use the brain or lose it.)'는 원리와 '뇌를 혹사하라,

그러면 뇌를 잃게 된다(Overuse the brain and lose it.)'라는 두 가지 원칙에 따라 움직인다. **그림1** 즉 뇌는 노력에 따라서 크게도 작게도 될 수 있고, 회로가 넓고 치밀하게 발달할 수도 엉성하게 될 수도 있다. 적절하게 자극을 주면 활력을 띠고 젊음을 유지할 수 있지만, 아예 자극을 주지 않고 내버려두면 활력을 잃고 시들시들해진다.

인생의 긴 여로에서 한창 많은 일을 하고 과중한 책임감을 느끼며 살아가야만 하는 현대의 중년들은 뇌를 지나치게 혹사하고 있다. 결국 뇌활력은 사라지고 그 결과 몸 곳곳에서 노화의 징후가 빠르게 나타나는 것이다.

평생 죽는 뇌세포는 5%에 불과하다

우리 뇌에는 약 1천억 개에 달하는 신경세포와 3천억 개 이상의 글리아세포가 있다. 한 개의 신경세포는 다른 신경세포와 수천~수만 개의 시냅스로 연결되어 있다. 즉 인간의 뇌에는 수천~수만 조에 달하는, 보통 사람은 상상할 수도 없는 천문학적인 수의 신경회로가 존재하고 있다. 그러나 중년이 되면 매일 5만~10만 개의 신경세포가 자연적으로 죽는다. 그만큼 정보가 전달되는 신경회로가 사라지는 것이다. 그러나 정상인의 뇌에서 평생 사멸하는 신경세포는 단 5% 정도에 불과하다. 게다가 남아 있는 신경세포를 잘 사용하면 신경세포는 서로를 도와 더욱 굳건한 체계를 구축한다.

뇌는 전기 화학적인 과정을 거쳐 활용한다. 뇌의 기억을 포함한 정보는 신경세포에서 나뭇가지처럼 뻗어 나온 '수상돌기'들을 지나간다. 이 수상돌기들은 자극을 주지 않거나 자주 사용하지 않으면 위축된다. 뇌를 새롭고 창조적인 방법으로 계속 사용하면 수상돌기의 연결점들이 활동하면서 정보가 지나갈 수 있도록 길을 터준다. 뿐만 아니라 새로운 가지를 만들어 흥분 전도를 보다 원활히 해준다. 뇌세포에만 있는 이런 특별한 현상을 '가소성^{Plasticity}(플라스틱처럼 외력에 의해 형태가 변하는 성질)'이라 한다.

최근 연구결과를 보면 런던의 택시 운전사들은 런던의 뒷골목을 익혀나가는 동안 뇌의 구조가 바뀌는 것으로 밝혀졌다. 운행을 담당하는 뇌의 영역인 해마상융기 뒷부분은 택시 운전사가 일반인에 비해서 2~3% 정도 더 크며, 해마상융기의 앞부분은 뒷부분이 증가할 수 있도록 수축하였다. 다시 말해 해마상융기의 전체적인 크기는 변하지 않았지만, 외부 자극에 의해 뇌의 구조가 변화한 것이다.

우리는 어른이 되어 성장을 멈추고 나면 키가 더 자라지 않는 것처럼 뇌도 성장을 멈춘다고 생각한다. 뇌 운동의 기본 법칙은 키가 아니라 몸의 다른 근육에 적용되는 법칙과 비슷하다. 근육이 없던 사람도 지속적으로 운동하고 관리하면 근육이 생기는 것처럼 뇌도 근육처럼 발달한다. 그러나 너무 많은 자극을 지나치게 가하면 근육처럼 뇌도 손상을 받는다. 다시 말해 우리의 뇌는 근육처럼 평생 자극과 경험에 의해서 끊임없이 변할 수 있으며 이런 변화는 개인의 노력에 달려 있다. 고인 물이 썩는 것처럼 뇌도 사용하지 않으면 기능이 정지된다. 노력 여하에 따라 우리는 뇌에 새로운 지도를 만들 수도 있고 만들지 못할 수도 있다는 점을 기억해야 할 것이다.

나이가 들어도 뇌세포는 생성된다

지금까지 신경과학 분야에서는 인간의 성숙한 뇌의 신경세포(뉴런)는 파괴되더라도 절대 복구되지 않는다는 것이 부동의 사실로 받아들여져 왔다. 즉 뇌세포가 더 이상 분열하지 않는 것은 신경망에 입력된 기억 정보가 일생 동안 교란되지 않고 유지되기 위한 진화상의 선택이라는 이론이다. 그러나 최근 인간의 뇌에도 다양한 세포들로 분화할 수 있는 줄기세포들이 소수지만 존재한다는 것이 밝혀졌다. 이 원시세포를 '신경줄기세포'라고 부른다. 이 원시적인 줄기세포에서 신경세포인 뉴런과 글리아세포(신경교세포로도 불리며 뉴런을 지지해주는 세포로 뇌기능 유지에 필수적이다.)가 만들어질 수 있으며, 이들 줄기세포는 뇌척수액이 돌아다니는 뇌실의 벽 밑과 기억중추인 해마 부위에 주로 존재한다. 뇌졸중 등으로 인한 뇌 손상 시 죽은 신경세포는 다시 살아나거나 재생되지 않는다. 하지만 뇌실벽이나 해마 부위에 존재하는 신경줄기세포가 손상 부위로 이동해 일부 죽은 신경세포를 대체하거나 새로운 신경세포로 분화하여 그 기능을 일부 대신하는 것이다. 최근 이 해마에 제곱밀리미터당 100~300개의 뉴런이 새로 생겨나고 호흡을 조절하는 데 관여하는 뉴런이 50개 정도라고 알려졌는데, 이는 결코 적은 숫자가 아니다.

2010년 미국 버지니아 대학 연구팀에서 18~80세에 속한 정상인 1,600여 명을 대상으로 평균 2.5년마다 기억력, 창의력, 문제해결 능력, 배우는 능력 등의 지능도를 추적해 분석했다. 그 결과 나이가 들수록 지능도에서 약간의 감소는 있으나 일상생활이나 업무에 지장을 줄 정도로 감소되지는 않는 것으로 나타났다. 나이가 들면 지능도가 실제보다 크게 떨어지는 것으로 느끼는 이유는 게을러져서 스스로 머리를 쓰지 않기 때문인 것으로 분석하고 있다.

나이가 들어서도 끊임없이 뇌를 쓰면 젊었을 때의 지능을 어느 정도 유지할 수 있다. 영국의 수상 처칠이나 세기의 위대한 화가 피카소, 핀란드 작곡가 시벨리우스는 92세에 사망할 때까지 젊은 시절만큼의 창의력, 기억력 등을 잘 발휘하여 우리에게 잊지 못할 불후의 명작을 남긴 인물들이다.

 부모들은 자녀의 뇌를 개발하기 위해 책을 읽히고, 악기를 배우게 하며, 놀이도 체계적으로 시킨다. 그런데 정작 부모는 뇌를 개발하기 위한 노력을 거의 하지 않는다. 무언가를 배우려고 해도 기억력이나 집중력이 예전 같지 않고 반응 속도가 느려 민첩하지 못하다는 것은 변명일 뿐이다. 뇌의 활력 유지를 원한다면 끊임없이 배우고 익히며 살아야 한다. 쇠는 담금질을 통해 강해진다. 뇌도 마찬가지이다. 평생 학습이야말로 뇌에 필요한 담금질이다.

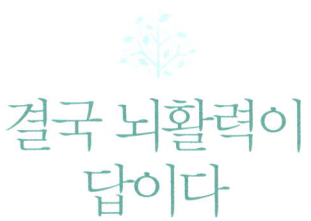

결국 뇌활력이 답이다

관리를 잘하면 100년도 거뜬하다

필자가 지속적인 연구에서 얻은 결론은 풍족한 환경이 쥐들의 기억력 형성, 그리고 뇌세포 생존과 뇌 활성에 중요하다는 것이다. 어린 시절에 자극이 많은 좋은 환경에서 자라는 것도 중요하지만 나이가 들어서도 그러한 환경은 뇌의 활성에 여전히 큰 영향을 미친다. 그러므로 노년기에도 여러 가지 지적 자극이 있는 환경에 적극적으로 노출되도록 노력하는 것이 뇌 활성을 유지시켜 뇌 기능의 쇠퇴나 치매를 막을 수 있는 방법이다.

뇌의 성장을 자세히 관찰하면 신경세포의 성장이 주로 수상돌기에서 일어나고 있는 것을 볼 수 있다. 즉 자극에 의해서 죽은 세포가 다시 살아나거나 개수가 늘어나지는 않지만 수상돌기의 가지가 더 치밀해지고 두터워지는 것이다. 따라서 뇌는 더 커진다.

손가락 하나가 잘려서 사용할 수 없게 되면 그 손가락을 지배하던 뇌 신경세포들은 약화되거나 다른 손가락을 지배하는 신경세포에 합류한다. 이처럼 뇌는 유전적 지시보다는 환경과 노력 여하에 따라 자신의 구조를 역동적으로 재구성한다. 심지어 신경세포가 죽더라도 주위에 있는 신경세포에서 새로운 수상돌기가 만들어져 죽은 신경세포의 기능을 대체한다.

그러므로 평소에 잘 쓰지 않던 손으로 이를 닦는 등 일상적인 행동에 조금 변화를 주거나 열정, 탐구심, 흥미를 가지고 악기 연주나 외국어를 새로 배우거나 수수께끼를 푸는 행위 등은 새로운 수상 돌기들을 만들어내는 데 도움이 된다. 잠자고 있는 정보의 통로를 강화시키는 좋은 방법인 것이다.

미국의 케츠 박사는 젊은이는 물론 노인이라 할지라도 수수께끼나 서로 얽혀 있는 문제를 풀면 새로운 수상돌기가 많이 만들어져 잠자고 있는 정보의 통로를 열고 강화시켜 치매를 예방할 수 있다고 말한다. 또한 나이가 들어서 외국어를 배워 사용하게 되면 노화로 인한 인지 기능의 감소를 상쇄할 수 있다는 것이 최근 보고되었다.

나이가 많다고 해서 늦을 것은 없다. 가능하면 적절한 자극이 있는 풍족하고 좋은 환경에서 지내는 것이 중요하다. 그렇게 관리한 뇌는 100년을 사용해도 거뜬하다는 것은 과거와 현재, 수많은 사람들이 증명하고 있다.

뇌 운동하는 80대가 하지 않는 20대보다 청춘이다

얼마 전 〈죽은 시인의 사회〉, 〈굿 윌 헌팅〉, 〈미세스 다웃파이어〉 등 수많은 영화에 출연해 웃음과 감동을 선사했던 로빈 윌리엄스(63세)가 자살해 전 세계 팬들이 충격에 빠졌다. 그가 오랫동안 우울증을 앓았으며 알코올중독 치료 중이었고, 자살하기 얼마 전 파킨슨병 진단을 받았다는 사실은 그를 사랑했던 많은 팬들에게 또 다른 슬픔이었다.

우리의 몸, 각 신체 부위의 장기는 전적으로 뇌에 의해 그 기능이 조절되고 통제된다. 뇌와 관계없이 작동되는 부위는 없다. 보고, 듣고, 말하고, 느끼고, 즐거워하고, 슬퍼하고, 걷고, 뛰고, 달리는 모든 행위가 뇌의 명령에 의해 이루어진다. 모든 신체의 기능은 정상적이더라도 뇌가 죽으면 몸을 움직일 수 없으며 사랑하는 사람의 온기조차 느낄 수 없다. '뇌사'를 떠올려보면 쉽게 알 수 있다. 뇌가 활발히 움직이면 신체 각 부위도 활력을 갖고 활발히 움직인다. 반면 뇌가 여러 원인 때문에 스트레스를 받아 활력이 떨어지면 뇌의 중앙조절 통제기능이 약화돼 신체의 움직임도 처지고 둔화된다. 로빈 윌리엄스가 뇌 질환의 일종인 파킨슨병에 걸린 이유는 명확하게 밝혀지지 않았으나 알코올중독이었다는 점과 신변의 스트레스 등을 종합해보았을 때 그 원인을 어느 정도 유추해볼 수 있다.

우리는 우리의 뇌를 '창조'하고 있다. 각 개인의 노력과 독특한 인생 경험에 따라 신경세포들 사이의 어떤 회로는 강화되고 발달하나 어떤 회로는 약화되거나 사라지게 된다. 국민의 노력에 의해서 국가가 변모하는 것처럼 뇌도 노력에 의해서 변하는 것이다.

'아름다움, 용기, 기쁨, 영감, 희망의 물결을 붙잡고 노력하는 한 80세라도 인간은 청춘으로 남게 된다'라는 사무엘 울만의 〈청춘〉이라는 시처럼 20대라도 이상과 열정을 잃어버리고 고뇌, 공포, 실망에 휩싸여 뇌를 잘 쓰지 않으면 빨리 늙어간다. 하지만 머리를 높이 치켜들고 희망의 물결을 붙잡는 한 뇌는 활성화되고 뇌력이 커져 젊음을 유지할 수 있게 된다. 또한 치매도 멀리할 수 있다. 사무엘 울만의 〈청춘〉이라는 시가 뇌 과학적으로도 맞는다는 사실을 머리에 새기고, 뇌의 기능이 떨어졌다고 느낀다면 뇌의 활력을 깨우기 위해 최소한의 노력이라도 하는 것이 중요하다.

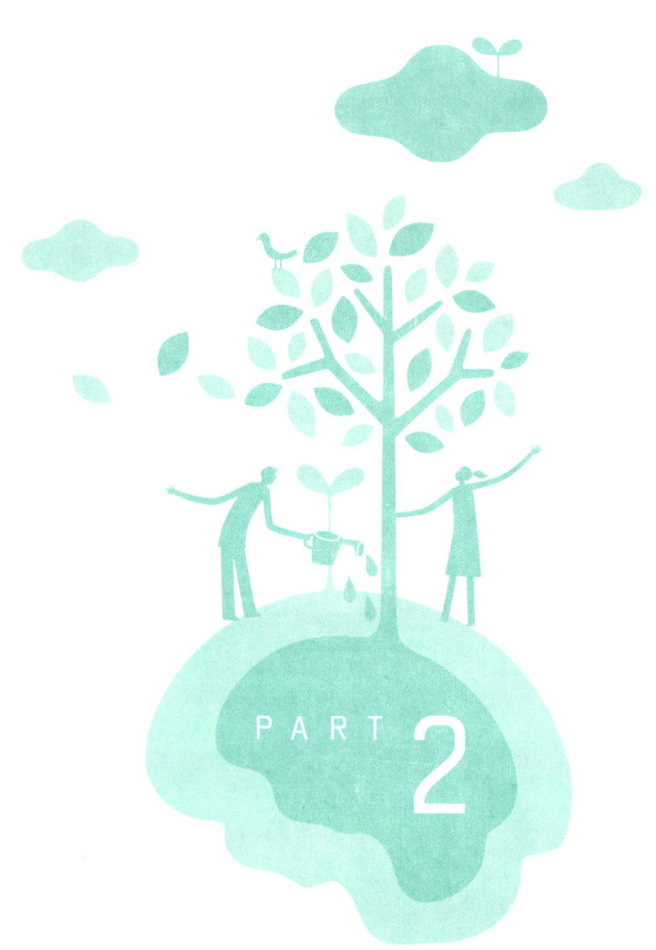

뇌활력이 사라진
중년의 실체
뇌활력이 떨어지면
무엇이 문제인가?

뇌는 매일 신선한 자극을 필요로 하지만 다람쥐 쳇바퀴처럼 반복되는 중년의 일상은 무료하기만 하다. 변화 없는 일상 때문에 뇌의 활력이 떨어지는 것일까. 뇌의 활력이 떨어져 의욕이 상실되는 것일까. 뇌의 활력이 떨어지는 요인과 그 문제점에 대해 살펴보자.

뇌의 기력이 떨어져 쉽게 지친다

뇌는 심장보다 많은 에너지가 필요하다

뇌를 움직이기 위해서 드는 에너지는 정신 활동의 정도에 따라서 다르나 대개 하루에 약 400kcal 정도의 에너지가 소모되는 것으로 알려져 있다. 온종일 쉴 새 없이 움직이는 심장의 하루 소비 열량이 140kcal 정도인 것과 비교해볼 때 뇌는 심장의 세 배나 되는 에너지를 소모하고 있는 것이다. 수천억 개에 이르는 뇌세포를 회전시키기 위해 뇌가 얼마나 많은 일을 하는지 가늠하게 하는 지표이다.

뇌활력을 유지하기 위해서는 에너지가 필요하다. '1일 1식', '소식', '단식' 등이 요즘 화두로 떠오르고 있지만, 먹지 않는다는 것은 뇌가 움직일 수 있는 기본적인 바탕을 마련하지 않는 것과 같다. 그중에서도 아침밥은 뇌의 에너지원으로 가장 중요하다. '아침을 거르는 것이 건강에 좋다'는 생각은 전적으로 잘못된 생각이다.

최근 미국 캘리포니아에서 생활습관을 조사했더니 매일 아침 식사를 하는 사람이 하지 않는 사람보다 지적 활동이 왕성하고 오래 산다는 결과가 나왔다. 어릴 때의 영양 상태와 습관이 평생의 건강을 좌우하는 것처럼 하루를 시작하는 아침에 밥을 먹는 것은 뇌활력과 건강에 매우 중요한 역할을 한다.

천문학적으로 많은 뇌신경세포를 움직이는 주 에너지원은 밥의 주성분인 탄수화물(포도당)이다. 근육을 움직이는 데 필요한 에너지는 탄수화물(4kcal), 단백질(4kcal), 지방(9kcal)으로부터 얻을 수 있으나 우리의 뇌신경세포가 유일하게 에너지원으로 이용하는 것은 포도당이다. 단백질과 지방은 신경전달을 책임지는 신경전달물질을 만드는 필수 성분이다. 아침밥을 먹지 않고 일하면 손발에 힘이 빠지고 심하면 뇌신경세포의 기능이 일시적으로 마비되어 정신을 잃고 쓰러지거나 생명까지 잃을 수 있다. 특히 정신적 스트레스가 많은 경우에는 더 많은 에너지가 필요하므로 아침 식사를 해 든든하게 대비할 필요가 있다.

저체온증이 뇌의 활력을 떨어트린다

농사와 같은 고된 육체노동을 했던 과거에는 삼시 세끼가 무엇보다 중요했다. 그러나 육체노동보다 정신노동이 많은 요즈음 중년의 직장인들은 밤늦게 귀가하고 아침 일찍 일어나 허둥지둥 직장으로 향한다. 식욕도 없고, 시간도 없고, 먹고자 하는 의지도 없다. 그러나 아침밥을 먹지 않는 것은 기름이 바닥난 자동차를 끌고 장거리 여행을 떠나는 것과 마찬가지다. 기름이 있어야 자동차가 굴러가듯 뇌도 영양이 공급되어야 작동한다.

아침을 거르고 점심까지 기다리는 것은 꽤 긴 시간이다. 만약 전날 저녁 8시쯤 식사를 마쳤다면 다음날 점심시간인 정오까지, 약 16시간 이상이 공복인 셈이다. 이런 장시간의 공복은 뇌에 큰 부담이 된다. 이런 식습관이 오래간다면 뇌뿐만 아니라 신체 건강에도 치명적일 수 있다.

또 하나 아침 식사가 중요한 이유는 체온이다. 사람은 수면 중 체온이 1℃ 정도 내려간다. 겨울 산속에서 재난을 당한 영화에서 "자지 마! 잠들면 안 돼!"라고 말하는 것도 잠들면 체온이 떨어져 저체온증으로 사망하기 때문이다.

체온이 떨어지면 뇌 활동도 둔해진다. 오전 중에 뇌 활동을 최고조로 끌어올리기 위해서는 수면 중에 떨어진 체온을 올려줘야 한다. 이러한 신체 활동을 위한 준비가 바로 아침밥이다. 일본에서 초등학생들을 대상으로 조사한 자료에 의하면 아침밥을 거르는 학생의 약 70%가 체온이 35℃ 정도에 머물렀다. 정상 체온보다 1.5℃나 낮은 이러한 '저체온증후군'이 사회적 문제가 되어 '아침밥 먹기 운동'까지 벌이고 있다.

하루 종일 뇌가 원활하게 정보전달 활동을 하기 위해서는 40~50종류에 이르는 다양한 신경전달물질을 만들어야 한다. 그런데 아침밥을 먹지 않으면 원료 공급이 부족해 신경전달물질이 적게 만들어져 뇌 기능이 저하될 수밖에 없다. 아침밥을 먹지 않으면 오전 내내 호르몬 중추인 뇌하수체 바로 위에 있는 시상하부 속의 식욕 중추가 흥분을 하게 돼 집중력이 떨어진다. 다시 말해 아침밥을 먹어야만 탄수화물이 혈당량을 높여 정상적으로 뇌활동을 펼칠 수 있다.

직장인이나 수험생이 아침밥을 먹지 않는 것은 전쟁터에 나가면서 총탄을 장전하지 않는 것과 같다. 치열한 경쟁사회에서 살아남기 위해 가장 먼저 해야 할 일은 뇌활력을 유지하는 것이며, 뇌활력의 에너지원을 보충하는 데 있어 가장 중요한 것이 아침 식사라는 것을 명심하자.

식습관이 뇌세포의 죽음을 앞당긴다

우리는 유치원 때부터 식사는 규칙적으로, 편식 없이 먹어야 건강해진다고 교육 받았다. 하지만 아침을 거르는 것은 예사이고, 편식은 물론 식사 시간조차 규칙적이지 않다. 그러나 이런 불규칙한 식사 습관은 결국 뇌의 활력을 방해한다.

대사 활동을 촉진하는 부신피질 스테로이드 호르몬은 음식물을 분해해서 에너지를 만든다. 그러나 식사 습관이 불규칙하거나 시도 때도 없이 간식을 먹으면 그때마다 부신호르몬이 분비되어 신체 리듬이 깨진다. 이렇게 불안정해진 신체 리듬은 뇌세포의 사멸을 증가시켜 뇌의 노화를 촉진시킨다.

아침을 거르고 점심도 간단히 먹는 사람들은 대개 저녁에 과식하기 마련이다. 낮 동안에는 영양분이 활동에 필요한 에너지로 소모되어 몸에 축적되는 일이 적지만, 활동량이 적은 저녁 시간의 과식은 몸에 지방이나 탄수화물과 같은 영양소를 축적시켜 비만을 초래한다. 아침밥을 잘 먹지 않는 중년 중 비만이 많은 이유가 여기에 있다. 비만은 부신피질 호르몬 유리를 증가시키며 신경세포의 사멸을 촉진해 뇌가 위축되고 노화가 빠르게 온다. 결국 신체 전반적으로 문제가 발생한다.

뇌력이 곧 체력이다. 사람은 체력이 있어야 늙지 않고 건강하게 살 수 있다. 그러나 그중에서도 가장 중요한 핵심은 뇌의 체력이다. 이 사실을 잊는다면 몇 년 뒤 엄청난 대가를 치르게 될 지도 모른다.

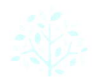

깜빡깜빡 건망증, 나만 그런가?

피로가 건망증을 악화시킨다

중년이 되면서 예전 같지 않다고 느끼는 이유 중 하나가 깜빡깜빡 하는 건망증이다. 별 달리 아픈 곳도 없는데 칼 같던 기억력이 사라지고 자신도 이해할 수 없는 건망증 때문에 당혹스럽다. 몇 개 되지 않는 전화번호 숫자를 외우는 것도 부담스럽고, 자신의 기억력을 믿지 못해 주차한 곳을 잊어버릴까봐 휴대전화로 사진을 찍어두기도 한다. 갑자기 건망증이 심해지거나 기억력이 떨어졌다면 뇌가 피곤하거나 심하게 스트레스를 받고 있다는 증거이다. 그러므로 뇌를 일정 시간 쉬게 해줄 필요가 있다.

피곤한 중년의 뇌를 더욱 피곤하게 하는 것은 습관적인 음주이다. 중년은 일터에서 받은 스트레스를 술로 풀려고 하지만, 습관적인 음주는 뇌를 전체적으로 위축되고 오그라들게 만들며 표면에 있는 골을 넓고 깊게 만든다. 또 뇌세포가 많이 손상되고 위축되어 뇌척수액이 순환하고 있는 뇌실이 넓어지고 무게도 가벼워진다. 특히 전두엽이 위축되고 얇아져 일을 하고자 하는 동기와 자제심이 부족해지고, 끈기와 집중력이 떨어지며 쉽게 화를 내기도 한다. 알코올은 도덕심이 부족해지게 만들며 창의력도 현저히 떨어트린다. 술이야말로 한창 직장에서 중요한 일을 담당하고 있는 중년들에게 가장 큰 위협인 것이다.

최근 알코올이 알츠하이머 치매 발병을 증가시킨다는 사실이 보고되고 있다. 술에 강한 사람보다 약한 사람이 알츠하이머 치매에 걸릴 확률이 높다는 연구 보고도 있다. 어느 쪽이든 술은 뇌를 위축시키고 신경세포의 기능을 떨어트려 사고력이나 기억력을 감소시킬 뿐 아니라 언어 장애나 성격 장애도 유발시킬 수 있다. 그러므로 술을 하루 건너 한 번 마시는 사람이 건망증 때문에 고생하고 있다면 당장 술을 끊는 것이 건망증을 개선할 수 있는 가장 간단한 방법이다.

흡연은 뇌를 깎아먹는다

술과 함께 담배도 뇌를 피곤하게 만드는 주범 중 하나다. 담배가 노인성 치매 발생에 미치는 영향에 대해서는 치매 발생을 증가시킨다는 보고가 많다. 또한 각종 암이나 심혈관계 질환의 발생을 증가시키는 등 다른 건강 위험도 많기 때문에 권장할 수 없다는 것이 대다수 학자의 의견이다. 분명한 것은 담배를 많이 피울수록 언어력, 사고력, 기억력이 떨어진다는 점이다.

미국 예일대 정신과에서 실시한 연구에서 흡연자의 뇌는 비흡연자의 뇌보다 왼쪽 대뇌피질이 얇을 뿐 아니라, 흡연량이 많고 흡연기간이 길수록 더 얇아진다는 것을 밝혔다. 대뇌피질은 언어 능력과 정보 전달력, 기억력과 관련된 부위로 나이가 들면서 점점 두께가 얇아져 기억력과 인지 능력이 떨어지게 되는데, 담배가 이를 더 부추기는 것이다. 또한 중년의 나이에 담배를 피우면 담배를 피우지 않는 사람보다 심장 발작을 일으킬 가능성이 최대 4배 정도 높은 것으로 보고되고 있다. 특히 술을 마실 때 담배를 같이 피우면 술만 마실 때보다 뇌장애, 특히 청각 기능에 더 큰 장애가 올 수 있다는 것이 최근 연구 결과에서 밝혀지고 있다.

스트레스를 받을 때, 힘이 들 때 일시적으로 담배를 통해 정신적인 안정을 찾을 수도 있지만 장기적으로는 건강을 해치게 된다. 특히 중년에서 노년에 접어들수록 심장과 뇌로 가는 혈류가 줄어들기 때문에 지속적으로 흡연을 하면 산소 부족을 초래해 치매 발생 위험이 증가한다.

몸에서 일어나는 무력감과 만성피로를 나이 탓으로 돌려서는 곤란하다. 아무리 좋은 음식을 먹고 영양제를 먹어도 지금 피우고 있는 담배 한 개비의 부작용을 막을 수 없다.

건망증의 최대 공헌자는 따로 있다

수면 부족은 뇌활력을 떨어뜨리고 기억력을 감소시키는 최대 공헌자다. 사람은 인생의 3분의 1을 잔다. 인생의 5분의 1만 자도 된다면 남는 시간을 이용해 인생을 더 풍족하게 보낼 수 있겠지만, 인간은 인생의 3분의 1은 자야만 건강을 유지하도록 설계되어 있다. 뇌에 휴식이 필요하기 때문이다.

쥐를 대상으로 한 실험에서 쥐는 낯선 환경에 있을 때 기억중추인 해마가 활성화되는데, 낯선 환경에서는 곧바로 잠을 자도 해마는 계속 활성화 상태였다. 쥐의 뇌는 낯선 환경에 적응하기 위해 1차로 기억을 해마에 저장하고 그 후 잠자는 동안 단백질 속에서 장기기억으로 전환되어 오랫동안 대뇌에 저장한다. 즉 기억력을 강화하기 위해서는 잠을 충분히 자야 하는 것이 증명된 셈이다. 우리나라에서도 5,700여 명의 성인을 6년간 추적 조사한 결과 5시간 미만으로 자는 사람들은 그렇지 않은 사람에 비해 고혈압 발병률이 약 1.5배 높았다.

수면이 부족하면 특히 오후와 저녁 시간에 갑상선 촉진 호르몬이 줄어들고 혈중 코르티솔^{Cortisol}이 증가한다. 저녁에 코르티솔이 증가하는 것은 노인에서 나타나는 증세로, 인슐린 저항이나 뇌 노화를 촉진시켜 기억력이 떨어지게 하는 것으로 알려져 있다.

잠은 피곤한 몸과 정신을 쉬게 해주는 휴식 시간일 뿐만 아니라 시냅스에 가볍게 저장된 단기기억을 단단한 단백질 구조 속에 넣어 여간한 충격에도 잘 사라지지 않는 장기기억으로 전환시키는 아주 유익한 활동이다. 건망증이 심해진다고 느끼면 자신의 수면시간을 체크해보고 뇌의 피로를 푸는 것이 중요하다.

한창 일할 나이에
집중력이 떨어진다

현대인이여, 스마트폰을 버려라

현대인의 삶은 피곤하다. 스마트폰의 알람 소리에 잠을 깨고 스마트폰으로 날씨를 검색하며 하루를 시작한다. 지하철에서 뉴스와 메일을 확인하거나 지난밤에 야근으로 못 본 드라마를 시청하거나 게임을 하며 출근한다. 일하면서 궁금한 정보는 바로바로 검색하고 퇴근해서 잠들기 바로 직전까지도 메일이나 뉴스를 검색하며 스마트폰을 손에서 놓지 못한다. 정보가 견고하게 저장되기 전에 방대한 디지털 자극이 들어오면, 뇌가 더욱 쉽게 피로해져 기억력 감퇴, 건망증이 잘 나타나게 된다. 이것이 소위 '디지털 치매'이며 뇌에 '나쁜' 자극이다. 뇌를 사용하는 것이 아니라 단순히 정보에 노출되는 상태이기 때문이다.

스마트폰의 대명사인 아이폰이 세상에 모습을 드러낸 후 사람들은 스티브 잡스를 테크놀로지의 혁신을 선도한 거인으로 추앙하며 열광했지만, 시간이 흐를수록 그 폐해가 속속 드러나고 있다. 문제는 스마트폰의 중독성과 스마트폰에서 발생하는 전자파가 뇌에 치명적이라는 것이다. 물론 전자파가 발생하는 물건이 스마트폰 하나만은 아니다. 텔레비전이나 컴퓨터 등 각종 기기에서도 전자파는 발생한다. 하루라도 텔레비전을 보지 않고 건너뛰기란 쉽지 않고, 한 시간이라도 컴퓨터를 사용하지 못하면 업무 자체가 힘들어진다. 이처럼 현대인을 둘러싸고 있는 각종 기기에서 끊임없이 전자파가 흘러나오지만, 특히 휴대전화의 전자파가 문제가 되는 것은 단말기가 사람의 얼굴과 머리 부위에 지나치게 가까이 있기 때문이다.

전자파는 고도의 뇌 기능을 담당하는 대뇌 연상피질 부위와 학습과 기억 기능을 담당하는 해마 부위, 그리고 운동과 몸의 평형을 담당하는 소뇌 피질 부위 신경세포의 변성을 초래할 수 있는 것으로 추측되고 있다. 또한 전자파에 노출될 경우 뇌 부위에서 치매의 원인 물질로 알려진 아밀로이드 단백질의 발현이 30% 이상 증가되고 있는 것을 관찰할 수 있었다.

필자의 연구 결과로 미루어볼 때, 장기간에 걸쳐 과도하게 전자파에 노출되면 대뇌 피질과 해마의 기능이 지장을 받을 수 있고 인지 기능과 기억 장애가 오는 것을 알 수 있었다. 다시 말해 전자파는 뇌를 왕성하게 사용해야 하는 청소년이나 중년의 뇌에 영향을 미칠 수 있으며, 치매 발생을 증가시킬 가능성이 있다. 뿐만 아니라 소뇌 장애가 와서 발작 증세가 나타날 수도 있다는 점을 고려해야 한다.

뇌세포가 끊임없이 성장하는 어린아이의 경우 전자파의 장시간 노출은 당연히 더 좋지 않다. 전자 게임기를 오래 사용하는 어린이는 경련 발작, 집중력 장애, 두통과 눈의 피로를 겪을 수 있다. 또한 휴대전화를 3년 이상 사용하는 사람들에게 뇌종양 발생이 1.5배 이상 증가한다는 미국에서의 보고도 있다.

결국 스마트폰이나 태블릿 PC 등을 장시간 사용한다는 것은 뇌를 지속적으로 괴롭히는 것과 같다. 그렇지만 현대인, 특히 직장인들에게 스마트폰 없는 생활이란 상상할 수 없다. 그러나 현명한 사람이라면 스마트폰 사용을 자제하고, 통화할 때만이라도 이어폰을 사용하는 등의 지혜가 필요하다.

전자파는 뇌 건강에 치명적이다

게임은 한번 맛을 들이면 성인도 빠져나오기 힘들 만큼 사람을 피폐하게 만든다. 1993년 이후 프랑스와 영국에서는 비디오 게임에 중독된 일부 청소년들이 발작 증세를 일으킨 사례가 많이 보고되었다. 의학 전문가들은 이런 증상이 피곤하거나 수면 부족 상태에서 비디오 게임을 장시간 할 경우 뇌신경세포에 비정상적인 흥분이 나타나기 때문인 것으로 밝혀냈다. 더불어 컴퓨터 모니터보다 TV 화면을 통해 게임을 할 경우 이런 발작 증세가 더 심하게 나타나는 것으로 밝혀졌다.

이에 프랑스 보건 당국은 시판되는 모든 비디오 게임기에 경고문을 부착했다. 게임이 건강에 해로울 수 있으며, 피곤하거나 졸릴 경우에는 게임을 삼가고, 환한 방에서, 화면과 상당한 거리를 두고, 매시간 10~15분간의 휴식을 취하면서 게임을 해야 한다는 내용이다.

미국의 윈드햄 박사는 컴퓨터를 사용하는 임산부의 유산율이 컴퓨터를 사용하지 않은 임산부에 비해 두 배 이상 높다고 밝혔다. 또한 일주일에 컴퓨터를 20시간 이상 사용하는 임산부는 저체중 아이를 낳을 확률이 40%, 하루 종일 사용하는 경우에는 80%에 달하며 뇌수종 기형아 출산도 12배 정도 증가하였다. 따라서 임신 초기 3개월간은 컴퓨터를 오래 사용하지 않는 것이 좋다고 보고했다. 전자기기 회사에 근무하는 사람들은 전자파가 호르몬 이상을 초래해 불임을 일으킬 수 있다는 보고도 이러한 사실을 뒷받침한다. 이 외에도 왕성하게 분열하는 생식 세포(고환이나 난소)는 전자파에 민감해 손상을 입을 수 있다는 실험적 증거도 나오고 있다.

뇌가 지속적으로 디지털 자극을 받게 되면 뇌 신경세포의 집중력 조절이 되지 않아 잡념이 들고 산만해진다. 특히 중·노년기의 뇌에서는 하루 10만 개 가까운 신경세포들이 사멸하므로 조그마한 위해 자극에도 매우 예민하다. 오래 걷거나 운동을 하고 나면 피곤한 다리를 마사지해주는 것처럼 뇌도 일정한 자극을 준 후에는 아무것도 하지 않으면서 휴식을 취하거나 자신이 좋아하는 음악이나 책을 읽으며 쉬게 해주어야 한다.

현대 생활에서 전자파를 완전히 피할 수는 없다. 그러나 생활 속에서 가능한 한 전자파에 노출되는 횟수를 의도적으로 줄일 필요는 분명 있어 보인다.

중년의 절망,
성욕이 사라진다

스트레스가 섹스리스를 만든다

성기가 발기하는 것은 뇌 활동과 크게 관련이 있다. 한창 일할 나이의 중년들이 정신적 발기불능을 호소하는 것도 뇌의 피로 때문이다. 고령일수록 발기불능을 호소하는 사람이 늘어나는데, 그 중 70% 이상이 뇌 활동과 관계된 심인성이다. 또한 최근에 크게 늘고 있는 컴퓨터 기술자나 전자기기를 취급하는 남성들의 테크노스트레스 Technostress (컴맹이나 기계치와 같이 첨단기술사회에 적응하지 못했을 때나 첨단기기의 과도 사용 때 생기는 정신적 스트레스)도 발기불능을 유발시킨다. 테크노스트레스가 쌓이면 전두엽이 지치고 성 중추인 시상하부의 기능이 억제되어 성욕이 떨어지기 때문이다. 그런 사람에게 필요한 것은 비아그라와 같은 약품이 아니라 성을 즐길 수 있는 뇌가 필요할 뿐이다.

뇌는 3층 구조로 되어 있고, 성 중추는 뇌의 2층에 있는 변연계의 시상하부에 있다. 성욕은 오래된 뇌인 변연계에 있는 성 중추와 뇌의 맨 위, 3층에 있는 신피질에 속한 전두엽과의 긴밀한 연계 작용이 있을 때 비로소 발동한다. 그러므로 뇌가 지치거나 활력을 잃으면 성욕 자체가 사라지게 된다.

중년에게 발기가 되지 않는 것보다 더 심각한 문제는 성욕 자체가 사라지는 것이다. 성욕 상실은 삶의 의욕마저 빼앗아 버리기 때문이다.

사랑의 묘약을 써야 늙지 않는다

사랑은 우리의 생명이라고 할 정도로 인간에게 중요하다. 사랑으로 가득 찬 사람은 쉽게 늙지 않고 오랫동안 젊음을 유지할 수 있으나 사랑이 메마른 사람은 빨리 늙는다. 사랑은 노화를 억제하는 가장 좋은 묘약인 것이다.

최근 연구에 따르면 사랑에 대한 감정과 열정은 뇌에서 유리되는 도파민, 테스토스테론, 노르에피네프린, 페닐에틸아민, 엔도르핀, 옥시토신, 바소프레신과 같은 호르몬이나 다양한 신경전달물질의 조화로운 작용으로 생긴다. 이들이 바로 사랑을 완성시켜주는 뇌의 '사랑의 묘약'인 것이다.

낭만적 사랑, 지적이고 형이상학적인 사랑은 '도파민Dopamine'에 의해 이루어진다. 도파민은 이성과 지성, 창조를 관할하는 신경전달물질로 사랑에 빠진 사람들뿐만 아니라 약물, 도박, 게임 등에 중독된 사람들의 뇌에도 관여한다. 다시 말해 사랑에 빠져 있는 사람도 일종의 중독 상태인 것이다. 도파민 신경계가 발달하면 천재나 영재가 될 수 있고 도파민 신경계에 이상이 생기면 조현병(정신분열증)이 발생하는 것으로 알려져 있다. 도파민은 '테스토스테론Testosterone' 유리를 자극하기도 하는데 낭만적 사랑이 성욕으로 이어지는 것은 이 호르몬 때문이다. '노르에피네프린Norepinephrine'은 흥분, 불면, 식욕 상실을 야기하므로 사랑에 빠지면 밤에 잠을 잘 못 자고 식욕을 잃게 된다. 노르에피네프린은 남녀 모두의 성욕 강도를 좌우하는 호르몬이기도 하다.

보다 열정적이고 감정적인 사랑은 '페닐에틸아민Phenylethylamine'이라는 신경전달물질에 의해 이루어진다. 뇌에서 페닐에틸아민이 많이 생성되면 사랑의 열정이 증가된다. 많은 사람이 알고 있는 '엔도르핀Endorphin'도 사랑을 하면 분비되는 신경전달물질이다. 엔도르핀은 뇌 속에서 유리되는 모르핀 마약으로 통증을 없애고 즐거움과 기쁨을 가져다준다. 엔도르핀이 분비되면 사랑을 더욱 성숙하게 만들고, 사랑의 희열을 극대화하고 지속시켜준다. 상사병의 주역인 엔도르핀은 사람을 잠시도 가만히 있지 못하게 하는, 마약과 같이 푹 빠지게 하는 격정적인 사랑의 묘약이다.

사랑을 조절하는 또 다른 물질로 '옥시토신Oxytocin', '바소프레신Vasopressin'이라고 하는 호르몬이 있다. 이 호르몬은 사랑의 감정을 느낄 때 상대방을 안고 싶은 충동과 애착을 주는 물질이다. 즉 사랑의 감정을 깊게 해주고 성적인 희열과 만족감을 높여준다. 수컷 쥐에게 바소프레신을 주사하면 영역 확보에 힘쓰고 암컷에 대한 소유욕을 보이나 차단하면 교미 후 암컷을 버리고 다른 암컷을 찾는다.

사회적 책임과 많은 업무량 때문에 뇌가 지치면 사랑의 물질들의 조화로운 작용이 깨져 사랑의 감정은 사라지고 노화가 더욱 빠르게 진행되고 여러 가지 노인병들이 나타난다. 그러므로 일손을 멈추고 뇌를 쉬게 해야 한다. 그 결과 사랑의 교감이 회복되면 뇌는 그만큼 활성화되어 성욕이 생기고 다시 일로 복귀했을 때 더욱 열중할 수 있게 된다.

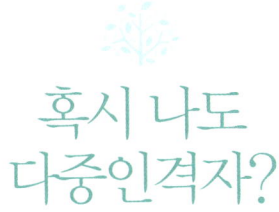

혹시 나도 다중인격자?

중년 남성의 정신 건강에 켜진 빨간불

우리나라 40, 50대 남성의 사망률은 여성에 비해 2배 이상 높다. 만성피로와 수위 높은 스트레스에 노출되는 시기라 돌연사가 가장 많은 때이기도 하며 불안, 우울증이 어느 연령층보다 높은 나이임에도 불구하고 치료로 이어지는 경우는 적기 때문이다. 실제 건강보험공단이 지난 2012년 집계해 발표한 우리나라 우울증 환자는 58만 6,706명. 자칫 정신병자로 오인당할 수도 있다고 염려해 병원을 찾지 않는 사람들이나 자신은 결코 우울증이 아니라고 부인하는 잠재적 환자까지 고려하면 이보다 훨씬 더 많은 사람이 우울증에 빠져 있다고 볼 수 있다. 안정적인 미래를 보장하지 못하는 사회적인 구조에서 오는 불안, 신뢰가 무너진 사회에서 얻게 되는 우울함, 가장으로서 존중받지 못하는 절망 속에서 정체성을 잃어가고 있는 중년들의 정신건강에 빨간불이 켜진 것이다.

많은 직장인들은 이러한 스트레스를 술이나 담배로 풀려고 한다. 원만한 사회생활과 다양한 스트레스를 완화시키기 위해서라는 변명으로 하루가 멀다고 술자리를 가지지만, 술은 득보다 해가 훨씬 더 많다는 점을 인정해야 한다.

뇌의 피로는 성격도 변화시킨다

평소에는 멀쩡하다가 술만 들어가면 우울해 하거나 폭력적으로 변하는 사람이 있다. 이는 알코올이 노르아드레날린 신경전달물질이 신경세포로부터 분비되는 것을 억제하기 때문이다. 만성적으로 알코올을 섭취하게 되면 이 신경전달물질이 감소하면서 우울증이 발생할 수 있다. 또 알코올은 가바^{GABA} 신경전달물질을 억제시킨다. 이 가바 신경전달물질은 흥분을 억제해 경련이나 발작을 억누르는 기능을 하는 물질로 이것이 억제되면 쉽게 경련 발작이 일어날 수 있다. 알코올 중독자의 발작이나 술로 인한 가정폭력도 바로 가바 신경전달물질과 관계가 있다. 뇌의 활력이 떨어지면 우울과 불안 증상이 늘어나는 데다 엎친 데 덮친 격으로 술까지 마시게 되면 성격까지 급변하는 것이다.

이외에도 알코올이 일으키는 부작용은 많다. 알코올은 말초 신경에 장애를 일으켜 손바닥이나 발바닥이 어디에 닿기만 해도 따끔거리거나 아프고 심하면 따뜻한 물에 손이나 발을 담그지도 못하며, 걷는 것도 어려운 상태에 빠지게 만든다. 또 좌우의 눈알이 어느 특정한 방향으로 움직이지 않는다든가 다리가 떨려서 불안정하고 잘 걷지 못하게 되는 경우도 있고, 이성을 잃고 무슨 소리인지 모르는 말을 중얼거리는 등 착란 상태가 오는 경우도 있다. 기억력도 나빠지고, 근육 마비, 의욕 감퇴, 혼수 등을 일으키거나 심할 경우 좌우의 대뇌반구 사이를 연결하고 있는 단단한 뇌량 안에 벌레가 먹은 것과 같은 병변이 생기기도 한다.

술도 일종의 마취제이다. 때문에 신경세포의 활동성을 저하시키는 신경안정제나 수면제를 술과 같이 복용하면 그 효과가 급격히 커진다. 그러므로 평소에 신경안정제를 과량 복용하던 사람이 술에 만취될 경우 생명 중추의 마비로 목숨이 위태로울 수도 있다.

술에 취해 기억력이 흐트러지거나 감각을 잃고 성격 변화가 자주, 크게 나타난다면 주의를 기울일 필요가 있다. 말하지 못하는 뇌에서 보내는 강력한 메시지이기 때문이다.

잘못된 스트레스 해소법

다행히 우리 몸의 방어체계는 놀랄 정도로 잘 구축되어 있다. 피부나 털, 점막 등이 외부에서 세균이나 바이러스가 침입하는 것을 1차적으로 걸러낸다. 몸에 상처가 생기면 우리 몸은 '염증'이라는 반응을 통해 방어체계를 작동시킨다. 뇌에도 이물질의 침입을 막아 주는 '혈관뇌장벽'이라는 방어체계가 있다. 하지만 알코올을 비롯한 지용성 물질은 이런 방어체계를 뚫고 쉽게 통과해 뇌 속으로 들어간다.

우리가 마신 알코올은 위와 장에서 흡수되어 혈액으로 들어가 간에서 처리된다. 문제는 과음이다. 알코올의 양이 많아지면 간의 해독 능력을 벗어나 여분의 알코올 성분은 다시 혈액으로 들어가 전신으로 운반된다. 뇌에 알코올탈수소효소가 더 많기 때문에 음주 속도가 분해 속도를 앞지르면 알코올이 뉴런의 막을 빠르게 통과해 시냅스에서의 정보 교환을 교란시킨다. 특히 기억중추인 해마에 있는 기억 회로가 알코올에 의해 마취되면 마취되어 있는 동안의 일을 기억해내지 못하는 이른바 '필름이 끊기는' 현상이 나타나는 것이다.

최근 영국 의학 전문지 〈란셋〉에 음주가 마약보다 건강과 사회생활에 더 큰 영향을 미친다는 연구 결과가 발표되었다. 모든 사회 구성원들에게 위험한 경우를 100점으로 할 때, 술의 위험도는 72점, 헤로인은 55점, 코카인 마약은 54점, 마리화나는 20점, LSD$^{\text{Lysergic acid diethylamide}}$(환각제)는 7점 순으로 술의 위험도가 가장 높았다.

알코올 중독자의 뇌를 특수 촬영해보면 이상을 발견할 수 있다. 일본의대 노인병연구소 연구팀은 체질적으로 알코올에 약한 유전자를 갖고 있는 사람이 강한 체질에 비해 알츠하이머 치매에 걸릴 확률이 1.6배나 높은 것을 확인하였다.

이 연구팀은 12번 염색체에 있는 알코올 분해효소인 '알데히드 탈수소효소' 유전자가 치매와 관련이 있는 것으로 보인다고 보고하였다. 이 효소 유전자의 활성이 부족한 사람은 술에 약하며 알코올과 그 분해 산물인 알데히드가 뇌신경세포에 독으로 작용한다고 밝혔다. 따라서 술에 약한 사람은 억지로 과음하지 않는 것이 정신과 육체적인 건강에 좋다.

앞에서도 설명했듯 도파민은 섹스, 마약, 게임 중독 시 보상으로 쾌락을 유발하는 기능이 있는데, 뇌에서 쾌락의 신경전달물질인 도파민 분비는 남성이 여성보다 더 많기 때문에 남성이 알코올 중독에 빠지지 않도록 더 많은 주의가 필요하다.

우리나라의 중년들은 늦게까지 일하고 휴식 대신 술 문화에 깊이 빠져 있어 건강, 특히 뇌 건강에 심각한 경보를 울리고 있다. 그러나 술을 자주 먹게 되는 직장 환경, 술에 관대한 사회 분위기로 인해 술 문화가 습관처럼 이어지고 있다. 이제는 건강과 효율적인 일의 성취를 위해 개인은 물론 직장, 사회 모두가 서로 협력해 술 문화를 바꿔야 할 것이다. 술 문화가 지금처럼 지속된다면 각종 질병과 치매의 발병률이 높아져 개인은 물론 회사, 나아가 국가 경쟁력까지 점차 약화될 것이다. 술자리를 완전히 피할 수 없다면 일주일에 한 번, 한 잔 정도의 술을 즐겁게 마시며 이성과 감성을 건강하고 맑게 유지하는 것이 좋다.

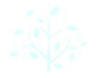

뇌가 피곤하면
면역력이 떨어진다

뇌도 피곤하면 반항한다

앞서 뇌는 지치면 반응을 하지 않는 불응기가 있다고 설명했다. 이 불응기는 지친 대뇌 신경세포를 쉬게 하려는 자기방어 반응으로 정보 전달의 주체인 신경전달물질이 고갈되기 때문에 나타나는 증상이다. 쉽게 말해 피로에 지친 뇌가 반항하는 것이다. **그림 2** 에서 보는 바와 같이 보통 상황에서는 신체 각 부위의 오감 자극이 망상활성화계를 통해서 시상을 거쳐 대뇌로 올라가게 되며 대뇌를 자극해서 맑은 정신을 유지하게 해준다. 과로나 수면 부족 등으로 대뇌가 지치거나 과음으로 뇌세포가 마취되어 반응이 떨어지면 뇌는 불응기에 빠지게 되며 오감 자극이 대뇌를 잘 깨우지 못한다. 이런 상태에서는 공부도 일도 제대로 못하게 되며, 짧은 휴식으로는 회복이 되지 않고 8시간 전후의 수면을 취해야만 다시 반응성이 회복된다.

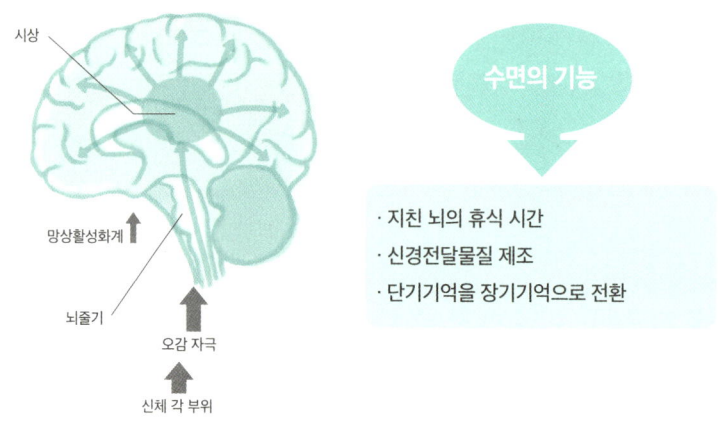

그림 2 뇌줄기의 중앙에서 대뇌로 올라가는 신경계를 '망상활성화계'라고 하며, 오감을 통해 신체 각 부위에서 올라온 자극이 이것을 통해 정보를 끊임없이 대뇌로 보낸다. 그러나 과로, 수면 부족이나 과음 등으로 인해 대뇌가 지치고 마비되면 오감 자극이 대뇌를 깨우지 못해 대뇌는 반응할 수 없게 된다.

수면 시간과 뇌의 관계를 밝히기 위해 시카고 대학 연구는 16일 동안 11명의 건강한 젊은 남자를 관찰했다. 첫 5일 동안에는 밤 11

시부터 아침 7시까지 8시간 수면을 취하도록 하고, 그 다음 6일 동안에는 새벽 1시부터 새벽 5시까지 4시간만 자도록 했고, 그 다음 5일 동안에는 수면을 회복시키면서 6일째 되는 날 매 30분마다 혈당과 호르몬 수치를 확인했다.

그 결과 잠을 적게 자는 동안에는 제2형 당뇨병 환자같이 혈당 대사에 심한 변화가 생겼다. 잠을 가장 적게 잤을 때에는, 고탄수화물을 섭취하고도 혈당을 정상적으로 조절하는데 40%나 오래 걸렸고, 인슐린 분비 능력이나 인슐린에 대한 반응 모두 30%나 줄어들었다. 이런 급성 인슐린 반응의 감소는 당뇨병 초기 증세에 해당한다. 다시 말해 수면 시간을 8시간에서 4시간으로 줄이면 포도당 내성과 내분비 기능에 변화가 생겨 당뇨병 초기 증세를 보이는 것이다. 그러나 12시간 동안 자도록 한 수면 회복 기간 동안 이런 모든 이상들이 정상으로 돌아왔다. 참가자들이 밤에 7~8시간을 자도 측정치는 정상 또는 정상보다 약간 밑도는 수치를 보였다. 따라서 중년이라면 최소한 매일 8시간 이상을 자야 최고의 기능을 발휘하는 것으로 보인다.

우리나라의 연평균 근무 시간은 2,095시간이다. OECD 평균 1,765시간보다 훨씬 길다. 근무 시간이 길다 보니 반대로 수면 시간은 부족해진다. 영국의 〈파이낸셜 타임스〉는 한국을 '전 세계에서 가장 잠이 부족한 국가'로 꼽았다. 우리나라 사람들의 평균 수면 시간은 하루 평균 7시간 49분인 것으로 나타났는데(2012년 기준), 하루 평균 5~6시간만 자며 일하는 일반 중년들이 이 수치를 본다면 깜짝 놀랄 것이다. 그러나 이 수치는 18개 조사 국가 가운데 꼴찌로, 하루 평균 수면 시간이 7시간대로 떨어지는 국가는 일본과 한국뿐이다.

수면의 1차적 목적은 뇌를 쉬게 하는 것이기도 하지만, 위의 실험 결과 수면이 부족하면 중추신경계는 물론 말초 신경계 기능에도 이상이 생기고, 만성적으로 수면이 부족하면 건강에 심각한 문제가 생길 수 있음을 알 수 있다. 적절한 수면은 뇌 건강과 신체 건강, 특히 기억력 유지와 노화 억제 기능을 유지시켜 치매를 예방하는 최고의 보약이다.

감기에 자주 걸리는 것도 뇌활력이 떨어졌기 때문이다

최근 뇌의 중요성이 크게 부각되면서 '신경정신면역학'이라는 새로운 연구 분야가 크게 발전하고 있다. 뇌가 면역계를 조절해 말초 신체 장기뿐만 아니라 질병 발생에 중요한 영향을 미치며 뇌 기능 조절을 통해 질병 치료가 가능하다는 것을 연구하고 있다.

모든 신체의 통제 센터인 뇌의 활력이 떨어지면 면역 기능이 떨어지기 때문에 탄수화물 소화나 호르몬 분비 조절 같은 기본적 대사 기능에 문제가 생길 수 있으며 다양한 신체적 질병, 특히 감기 같은 가벼운 질병에도 쉽게 걸리게 된다. 그런데 감기에 걸린 상태에서 술을 마시게 되면 각종 감염성 질환 발생률이 높아진다. 알코올은 면역 반응과 생체의 방어에 중요한 백혈구 수를 감소시키기 때문이다. 따라서 감기에 걸렸을 때는 '소주에 고춧가루를 한 숟가락 풀어 마시는 것이 최고다.'라는 속설을 따를 것이 아니라 휴식을 취해 뇌의 피로도를 줄여 면역 기능을 강화하는 것이 우선이다.

건강한 신체에 건강한 마음이 깃들고 건강한 마음에 건강한 신체가 유지된다는 말은 다소 식상하게 느껴지겠지만 만고불변의 진리이다. 마음과 신체의 연결은 일방통행이 아니라 쌍방통행이다. 여러 가지 정신적 위기 상황에서 몸은 더 빠르게 늙어가고 다양한 신체적 질병이 생긴다. 신체적 질병에 걸렸을 때 이기고자 하는 강인한 정신력이나 마음의 힘을 강화시켜주면 완치가 어려운 암에 걸려도 기적적으로 회복되는 경우도 볼 수 있으며 노화 과정을 지연시킬 수도 있다. 그러나 우울해하고 자포자기에 빠지면 뇌 기능이 약화되고 아울러 면역계 기능도 약화된다. 암으로 변할 수 있는 세포나 헤르페스 바이러스가 활성화되어 암을 형성하거나 입 주위에 헤르페스 염증을 형성해 수포도 나타나고 대상포진도 나타날 수 있다. 이들은 몸속에 잠복해 있으나 건강한 사람인 경우 면역계가 작동하여 이 세포들을 제거하거나 바이러스 활동을 억제하지만 뇌의 활력이 떨어지면 상황이 달라진다.

결국 마음이 병들면 뇌의 면역성이 저하되어 감기 같은 작은 질병으로 시작해 각종 질병에 걸릴 수 있고 심지어 암이나 치매로까지 발전할 수 있다. 뇌의 면역성을 기르기 위해서는 술이나 담배 등 무엇 하나만 끊어서 되는 것은 아니다. 뇌의 건강은 평소의 습관만이 아니라 여러 요인들이 복합적으로 작용해야 유지될 수 있다는 점을 인지해야 한다.

스트레스가 지속되면 뇌의 시스템이 망가진다

스트레스도 뇌가 피로해지는 주요한 이유 중 하나다. 온갖 짜증과 답답함, 분노, 무기력증을 동반하는 스트레스에 대해서도 뇌는 응급 구조 체계를 갖추고 있다. 그림3 에서 보는 것처럼 뇌가 스트레스를 받으면 에피네프린(아드레날린)과 노르에피네프린(노르아드레날린)이라는 신경전달물질을 분비시켜 심장을 더 빠르게 뛰게 하고 말초 혈관을 수축해 혈압을 상승시켜 응급 스트레스 상황에 대처한다. 스트레스는 통증을 야기하기 때문에 뇌 속에 있는 모르핀 진통제인 '엔도르핀'이 분비해 스트레스에 의한 통증을 완화시켜준다. 스트레스가 뇌하수체를 자극해 부신피질자극호르몬을 분비하면 이 호르몬이 신장 위에 있는 부신에 작용하여 '스테로이드' 호르몬을 분비해 우리 몸의 전해질과 대사 평형을 유지하며 나름대로 스트레스에 대처한다.

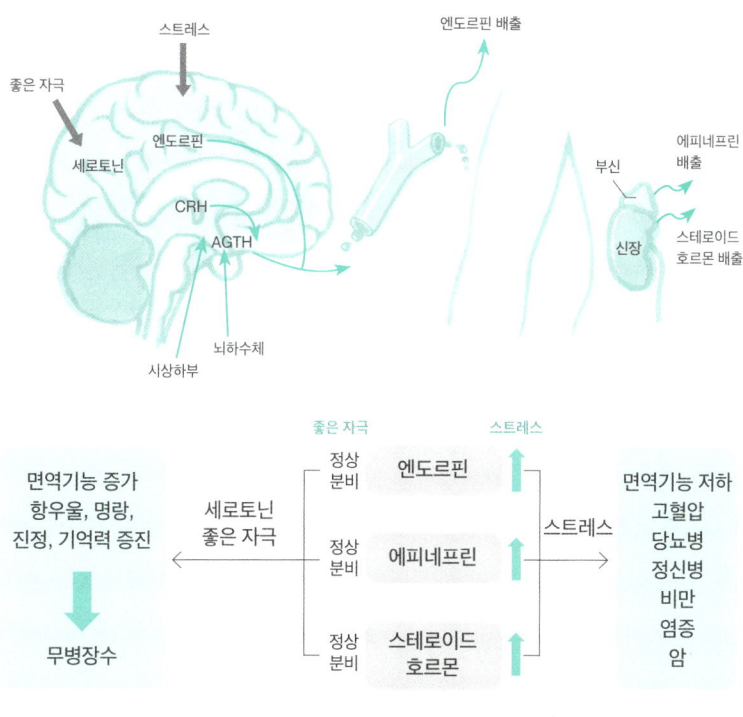

스트레스 반응

그림 3 좋은 자극Eustress은 자연(피톤치드, 음이온, 자연의 소리, 마이코 박테리움 박케)에서 얻을 수 있으며 우울증 치료에 효과적인 '세로토닌'을 유리시켜 행복감을 준다.

그러나 응급실에 갑자기 환자가 몰려들면 응급구조체계가 무너지듯이 뇌에도 응급 상황이 넘쳐나면 결국은 시스템에 이상이 생기고 만다. 스트레스가 해소되지 않고 장기간 가해지면 에피네프린(아드레날린)이 지속적으로 작용해 심장병과 고혈압을 일으키고, 엔도르핀이 과도하게 분비되어 면역기능 저하와 모르핀 중독 유사 증세를 일으킬 수 있다. 또한 스테로이드 호르몬의 과도한 분비로 비만, 당뇨병, 정신병, 염증, 고혈압, 암 등이 발생할 수도 있다.

스트레스는 개인의 성격과도 밀접한 관계가 있다. 똑같은 상황에서도 어떤 사람은 웃으며 넘어가지만, 어떤 사람은 참기 어려워한다. 보통 심장병과 고혈압이 있는 환자들은 신경이 예민하고 의욕이 강하며 야욕에 차 있다. 이들의 엔진은 전속력으로 앞으로만 달린다. 겉으로는 건강해 보이지만 다양한 스트레스에 예민한 반응을 보이는 경향이 많다. 이런 성격을 의학과 심리학에서는 'A형 성격'이라고 부른다. A형 성격을 가진 사람들은 성격이 급하고 참을성이 적으며 흥분을 잘하고 일에 깊게 관여하며 피로나 실패, 병을 부정한다. 이들의 행동은 경쟁심, 성급함, 분노로 요약할 수 있으며 다양한 대상에 관심을 갖고 그것을 성취하려고 노력한다. 동료와의 관계는 별로 신경 쓰지 않으나 상관의 의견은 상당히 신경 쓰는 경향도 있다.

이에 반해 B형 성격을 가진 사람들은 조용하고 참을성이 많으며

보다 조직적이다. 시간에 덜 쫓기고 느긋하며 일의 양보다는 질을 중요시하고 좌절을 덜 한다. A형 성격을 가진 사람들은 B형 성격을 가진 사람보다 2배나 심장병에 잘 걸리는 것으로 보고되고 있다. A형 성격을 가진 사람들은 가까운 사람이 죽을 경우 당일 심장마비가 올 확률이 평소보다 14배나 높다고 보고되고 있다.

A형 성격을 가진 사람은 B형 성격을 가진 사람보다 스트레스에 대해 더 심한 응급 반응을 보인다. 이런 심한 응급 반응은 심장을 더욱 빠르게 뛰게 하고 혈압을 더 상승시킨다. 끊임없이 올랐다 내렸다 하는 혈압과 혈액량이 동맥벽을 약화시키고 혈액 덩어리가 더 빠르게 형성되어 동맥벽에 침착하게 되며, 그 결과 동맥 경화증 발병률이 증가하게 된다. 좁아진 동맥 때문에 심장 근육으로 흐르는 혈액량이 줄어들면 심장 근육이 일을 제대로 못하게 된다. 스트레스가 누적된 세포들은 평소보다 더 많은 에너지를 소모하게 되어 젖산과 같은 노폐물이 쌓이게 되며 결국 지친 세포에 심근경색증과 같은 심장병이 나타나 사망에 이를 수 있다.

스트레스에는 극심한 스트레스 반응을 야기하지 않는 좋은 자극 Eustress도 있다. 고통도 없고, 싫지도 않고, 즐기고 싶고, 도전해보고 싶고, 의미를 주는 자극이다. 스트레스 상황에서 증가하는 에피네프린, 엔도르핀, 스테로이드 호르몬이 증가하지 않고 적절히 분비돼 면역 기능과 기억력, 진정·항우울 효과가 항진되어 오히려 건강 증진 효과가 나타난다.

　그러나 가벼운 스트레스 정도를 넘게 되면 뇌는 극도의 피로를 느끼고 활력을 잃게 되어 결국 치매라는 영원한 망각의 수렁에 빠지게 된다. 특히 많은 스트레스에 노출되어 있는 중년들은 조금만 관리를 게을리 해도 뇌의 노화가 순식간에 찾아와 어둠의 나락으로 떨어지게 된다. 스트레스를 가볍게 여기지 말고, 가벼운 운동이나 취미 생활 등 스트레스를 이겨낼 수 있는 자신만의 방법을 강구해야 하는 이유가 여기에 있다.

뇌활력을 인위적으로 깨우면
뇌는 더 지친다

일시적으로 뇌에 활기를 불어넣는 카페인의 함정

활력 있는 사람은 매사에 에너지가 넘치고 긍정적이며, 새로운 것에 도전하는 것을 두려워하지 않지만, 반대로 활력을 잃게 되면 매사에 자신감이 없고 자신에 대해서도 부정적이 된다. 뇌의 활력이 넘치는 사람은 도전적이고 진취적이지만, 뇌가 활력을 잃으면 머리가 무겁고 둔해지고 멍해져 생각조차 하기 싫어진다. 그래서 우리가 뇌의 활력을 깨우기 위해 즐겨 이용하는 것이 카페인이다. 현재 세계에서 가장 널리 사용되고 있는 향정신 약물 중 하나인 카페인은 알게 모르게 우리의 건강에 여러 가지 영향을 미친다. 카페인은 뇌 중추신경계를 자극해서 피곤함을 달래주고 졸음을 쫓아준다. 정신을 맑게 하고 심장 박동을 증가시켜 지친 뇌에 일시적으로 활기를 불어넣지만, 장기적으로 카페인을 섭취하면 득보다는 실이 많다.

커피는 대부분의 사람이 하루에 두세 잔 이상 마시는 기호 식품으로 국내 커피시장 규모는 2013년 기준 약 4조 5천억 원 이상이며, 2007년부터 2012년까지 매년 20%씩 성장해왔다. 인스턴트 커피 한 잔에 보통 100~125㎎, 원두커피 한 잔에 200㎎, 차 한 잔에 5~20㎎, 초콜릿 한 개에 20㎎, 콜라 한 병에 50㎎ 정도의 카페인이 포함되어 있다. 카페인은 코코아나무나 커피나무 열매에 들어 있는 알칼로이드 성분으로 비록 그 작용이 약하기는 하지만 필로폰(히로뽕)의 주성분인 암페타민과 같이 중추신경계와 교감신경계를 자극하는 효과가 있다. 이런 효능 때문에 진한 커피는 1백 년 이상 호흡이 곤란한 천식 치료에 사용되어 왔다.

카페인은 커피뿐만 아니라 우리가 먹는 많은 기호 식품 속에도 들어 있다. 커피나 차는 물론 콜라나 초콜릿에도 상당량이 들어 있으며 드링크류에도 많이 포함되어 있다. 섭취한 카페인이 체외로 빠져나가는 데 걸리는 시간은 평균 14시간 정도로 알려져 있다. 만

약 카페인을 오랫동안 지속적으로 섭취하면 신경과민, 두근거림, 심장 이상 증세가 반복되어 오히려 더욱 피로감을 느끼게 되지만, 일반적으로 이것이 카페인 부작용이라는 것을 의식하는 사람은 많지 않다. 직장인이나 수험생들이 고카페인 음료를 찾지만 카페인이 주는 부작용 때문에 최근 학교에서는 고카페인 음료 판매를 금지하고 있다.

성인의 하루 최대 카페인 권고량은 400㎎(보통 사이즈 3~4잔, 원두커피 2잔) 이하이다. 특히 스트레스가 심한 중년기에는 하루 한두 잔의 커피만으로도 뇌 건강에 상당히 좋지 않은 영향을 미친다.

커피에 집착하는 사람들, 위기에 처하다

매일 여러 잔의 커피를 마시던 사람이 갑자기 커피를 마시지 않게 되면 수축되었던 혈관이 확장되어 혈관벽에 있는 감각 신경을 자극해 두통이나 메스꺼움이 나타날 수 있다. 이런 두통을 '카페인 두통'이라고 부른다. 또한 카페인에 의한 중추신경자극이 사라져 피로감과 졸음이 찾아올 수 있다. 그러므로 운전할 때는 특히 조심해야 한다.

"내가 정신을 차리게 만드는 것은 진한 커피, 아주 진한 커피이다. 커피는 내게 온기를 주고, 특이한 힘과 기쁨과 쾌락이 동반된 고통을 불러일으킨다."라고 나폴레옹은 말했다. 나폴레옹뿐만 아니라 수많은 사람이 커피에 대한 찬사를 늘어놓는다. 하지만 카페인은 뇌를 깨우는 데 일시적인 역할밖에 하지 못한다. 중년에 들어서는 카페인의 부작용이 더 커질 수 있으므로 섭취를 줄이는 것이 현명한 선택이라고 할 수 있다.

카페인은 고혈압을 부르고, 고혈압은 치매를 부른다

카페인을 과다 섭취하면 신경질적이 되고 불안, 불면증, 손발이 떨리는 경련 증세, 안절부절못하는 등의 신경과민 반응이 나타날 뿐만 아니라 심장 마비와 위산 분비를 증가시켜 속 쓰림이나 위궤양을 악화시킬 수 있다. 또 맥박과 호흡이 빨라지고 혈압이 상승하기 때문에 고혈압을 악화시킬 수 있다.

미국 심장학회에서 존스홉킨스대학 출신 남자 1,017명을 대상으로 약 50년간에 걸쳐 실시한 장기조사 분석 결과가 이를 뒷받침한다. 이 역학 조사 결과 커피를 하루에 1~2잔 마시는 사람은 커피를 마시지 않는 사람에 비해 고혈압 환자가 될 위험이 2배, 하루 3~4잔을 마시는 사람은 3배 높은 것으로 나타났다. 설상가상으로 고혈압은 뇌혈관 벽에 기름때를 증가시켜 뇌혈류를 감소시키기 때문에, 그 결과 회백질의 부피를 9% 정도 감소시키며 치매 발생률을 증가시키는 것으로 최근 보고되고 있다.

문제는 여기서 그치지 않는다. 우리는 카페인이 운동 능력을 향상시킨다는 생각으로 복용하기도 하지만 카페인이 중추신경계를 자극해 오히려 정신적 초조감을 불러일으키고 심장이나 근육 경련을 일으켜 운동 능력을 저하시킬 수 있다.

커피의 효과 중 이뇨 작용도 있다. 커피를 마시면 소변량이 30% 정도 증가하는데 마라톤과 같은 지구력이 필요한 운동 시에는 커피가 탈수를 일으킬 수 있으므로 조심해야 한다. 카페인의 이런 이뇨 작용은 의지와 상관없이 소변을 보게 되는 요실금과도 연관이 있다. 미국에서는 인구의 약 5~20%가 요실금 환자일 정도로 많다. 노령화가 진행될수록 요실금 환자는 늘어나는데, 미국 남성이 하루 커피 2잔(234㎎) 정도를 섭취할 경우 유의적으로 요실금 발생이 증가하는 것으로 최근 보고되고 있다. 여성의 카페인 섭취 감소와 요실금 빈도 감소의 연관성도 잘 알려져 있다.

중년 이후 사라지는 뇌의 활력을 깨우기 위해서는 카페인에 의지하기보다는 물이나 허브차를 마시거나 가볍게 산책하며 휴식을 취하는 것이 뇌활력을 되돌리는 데 훨씬 도움이 된다.

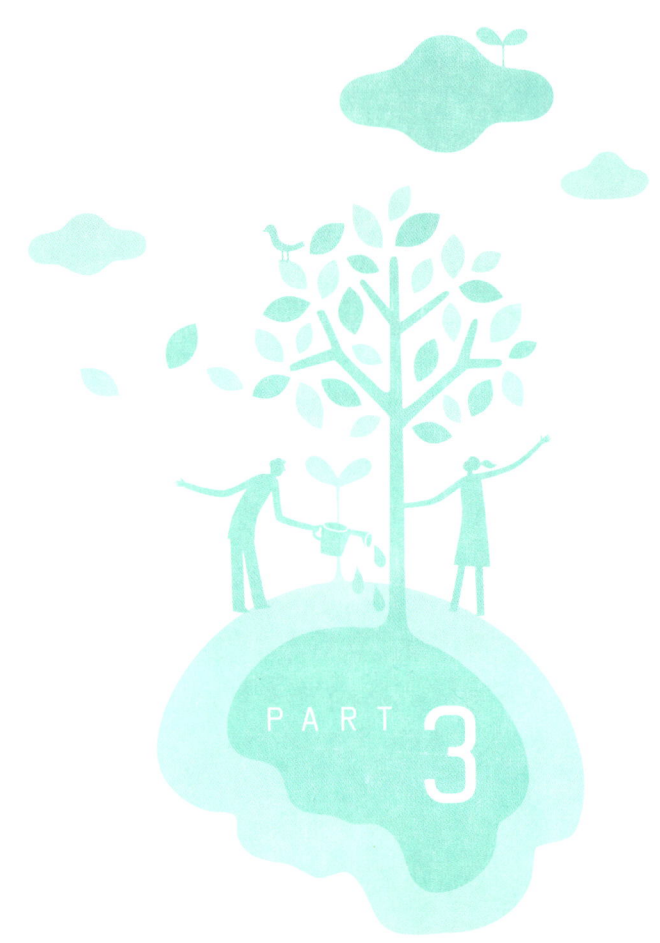

뇌활력 vs 뇌질환
활력 없는 뇌, 몸과 마음의 건강을 흔든다

활력이 떨어진 뇌는 시든 과일과 같다. 작은 외부 자극에도 크게 충격을 받고 금세 무너져 내린다. 면역성이 떨어져 병에 걸릴 확률도 높다. 중년에게 있어 두려움의 대상인 4대 뇌 질환에 대해 알아본다.

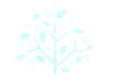

'우울증', 중년의 위기를 부른다

'마음의 감기', 만성 우울증에 빠진 중년

업무 스트레스, 잦은 술자리와 흡연, 가족과의 불화 등으로 무기력증에 빠진 우리나라 중년의 우울증은 심각하다. 우울증은 가장 흔한 뇌 질환으로 심해지면 사고 흐름의 장애, 행동 장애, 판단력 장애, 사회 대처 능력의 감소, 집중력의 감소와 아울러 자살까지 시도하게 된다. 일반적으로 우울증 환자 5명 중 4명은 자살을 생각하며, 6명 중 1명은 실제로 자살을 시도한다.

우울증은 저조한 기분 상태를 말한다. 기분이란 외적 자극과 관계없이 자신의 내적인 요인에 의해서 지배되는 인간의 정동 상태(희로애락과 같이 일시적으로 급격히 일어나는 감정)이다. 일반적으로 외적인 어떤 자극 때문에 생기는 일시적인 우울증은 반응성 우울증으로 정상이다. 그러나 다양한 스트레스 때문에 생기는 우울증은 오래가는 경우가 많아 항우울제가 도움이 될 수도 있다. 여기서 말하고자 하는 우울증은 특별한 이유 없이 내인성으로 생기는 정신병적 우울증을 의미한다. 전체 인구의 1~5%가 해당되며, 이들은 전문적인 도움을 받아야 할 정도이다.

우울증의 가장 특징적인 증상으로는 우울 정서를 들 수 있다. 이는 환자의 90% 이상에서 나타나며 일상적인 관심과 흥미가 상실되고 식욕이 감퇴하며 열등감·절망감에 사로잡혀 자살 충동까지 느끼게 된다. 또한 인지 기능 장애 및 사고의 장애가 나타나며, 자신감 결여, 장래에 대한 걱정, 사회적 지위에 대한 절망감, 이유 없는 죄책감, 망상 등이 나타나기도 한다.

행복 호르몬, 세로토닌을 잡아라

조현병(정신분열증)과 마찬가지로 우울증의 근본적인 원인은 아직 충분히 밝혀지지 않고 있다. 유전적 요인, 신경생화학적 요인, 심리적·환경적 요인이 복합적으로 관여하는 것으로 알려져 있는데, 최근 신경과학의 발전으로 더 많은 우울증의 원인 규명이 이루어지고 있다. 지금까지 연구된 바에 의하면 우울증은 노르에피네프린 신경계와 세로토닌 신경계의 기능 부조화 때문에 생기는 것으로 보고되고 있다. 다시 말하면 이 두 신경계 중 어느 하나의 기능을 올려주면 우울증이 완화될 수 있다는 것이다.

두 신경계 중 특히 뇌 내 세로토닌 농도의 저하 또는 기능의 저하는 우울·자살·공격성·불안·과식증 등 정신병 증세와 관련이 있다. 실제 이 신경계의 기능을 증강시켜 주는 특이세로토닌 재흡수 억제제[SSRI: Selective Serotonin Reuptake Inhibitor] 등을 투여하면 우울증의 근본 증세는 호전된다.

여성에게 정신병이 많은 이유로 급격한 호르몬 변화나 남성 우위의 사회에서 받는 스트레스를 들고 있는데, 이는 부분적인 설명에 불과하다. 맥길대학 연구팀은 남성과 여성을 대상으로 양전자 방출 단층 촬영술[PET]을 이용하여 세로토닌 합성률을 측정했다. 그 결과 남성은 여성에 비해 세로토닌 합성률이 52% 높았다. 또한 세로토닌 전구물질인 트립토판이 부족하면 여성은 세로토닌 합성이 남성보다 4배나 감소한다는 사실을 발견하였다. 따라서 뇌 내 세로토닌 합성률이 여성이 훨씬 낮기 때문에 남성보다 여성에게 우울증이 많이 발생한다. 즉 남녀의 뇌 내 세로토닌 저장이 같을 경우 여성의 세로토닌 합성이 낮기 때문에 스트레스가 많아지면 저장된 세로토닌이 고갈되기 쉽다. 심한 스트레스 상황에서는 신경전달물질로 사용되는 세로토닌의 양이 증가하기 때문에 우울이나 불안이 여성에게 보다 많이 발견된다.

치료 기피가 더 큰 문제다

술이나 담배, 커피를 즐기던 사람이 이를 중단하면 불안해지고 일이 손에 잡히지 않는 등 금단 현상이 나타난다. 이와 같은 금단 현상은 권력의 자리에 오래 앉아 있던 사람이 갑자기 그 직을 내놓고 야인으로 돌아갈 때도 생길 수 있다. 대통령, 총리, 장관 등 최고 권력을 누렸던 사람들은 물론이거니와 대중적 인기와 외형적인 신분에서 최고의 가치를 부여했던 사람들도 평범한 자리로 돌아왔을 때 사회 적응 실패로 스트레스를 받아 쉽게 우울증에 빠질 수 있다. 직장에서 일찍 명퇴한 보통 중년들도 우울증을 앓는 사례가 많다. 우울증은 심한 경우 자살 등 극단적인 상황도 일어나 많은 사람을 안타깝게 한다. 따라서 화려함이나 인기 등 외면의 가치를 추구하기보다 내면의 가치를 더 존중하는 사고방식을 가지고 자기

계발에 주력하는 것이 중요하다.

외면 가치에 대한 말초적인 감정적 반응은 뇌의 중간에 위치한 감정중추에서 일어나지만 내면 가치에 대한 이성적 반응과 사려 깊은 행동은 뇌의 최고 중추인 대뇌 연상피질에서 일어난다. 그러므로 대뇌 연상피질을 원활히 자극할 수 있도록 책을 읽거나 사려 깊은 이성적 행동과 강인한 적응력을 갖추도록 정신 훈련을 해야 한다.

무엇보다 중요한 것은 우울증이 나타나면 숨기지 말고 전문의사와 상의하여 적절한 치료를 받아야 한다. 40~50대의 우울증 치료 환자 중 여성의 비율이 남성보다 2.4배 많지만, 자살이라는 극단적인 선택을 하는 경우는 남성이 여성보다 2.7배 더 많다. 남성들은 자신이 우울증이라는 것을 인정하지 않고 술이나 담배 등으로 해결하려는 경향이 있기 때문이다.

최근에는 뇌 과학의 발전으로 우울증의 뇌 메커니즘, 특히 세로토닌과 노르메피네프린 재흡수 억제 메커니즘에 기반을 둔 여러 종류의 우울증 치료제가 개발되어 사용되고 있다. 현재 약물 등의 치료로 90% 정도 우울증이 컨트롤될 수 있다고 보고되고 있다. 전문의의 치료를 적극적으로 받으면 우울증도 개선될 수 있다.

기분 좋아지는 음식을 먹어라

쌀밥이나 떡, 빵과 같은 탄수화물 음식은 사람의 감정과 기분에 영향을 미친다. 탄수화물은 우울증에 도움이 되는 것으로 보고되고 있지만, 저지방 식품은 확실치 않다. 미국 정신의학회지의 보고에 따르면 가장 높은 자살율을 보인 사람들에게 가장 낮은 콜레스테롤 수치가 나타났다고 한다. 따라서 어느 정도의 지방은 정신 건강에 필수적이라고 볼 수 있다. 특히 생선에서 많이 발견되는 오메가-3 지방산과 같은 불포화 지방산이 도움이 된다.

고탄수화물 음식은 췌장으로부터 인슐린 호르몬을 많이 분비시키고 간이나 근육의 아미노산을 혈액으로 내보내는데, 이때 트립토판이라는 아미노산은 뇌로 들어가 항우울 효과를 가진 세로토닌 신경전달물질을 만든다. 이 세로토닌 신경전달물질이 부족하게 되면 근심이나 짜증, 우울증이 발생할 수 있고, 지나치게 과할 때는 환각이나 기분 상승, 쾌락 및 진통 효과가 나타날 수 있다고 알려져 있다. 또 쌀, 통밀 크래커, 빵, 말린 과일, 과일 주스, 콘플레이크 등과 같은 탄수화물 음식은 생리통이나 긴장, 우울, 짜증, 근심, 화를 줄여주는 데 일부 효과가 있다고 알려져 있다.

고단백 식품은 우울 억제 효과가 적다. 단백질은 트립토판을 포함한 많은 아미노산으로 분해되는데, 분해된 아미노산은 세로토닌의 원료인 트립토판이 뇌로 흡수되는 것을 경쟁적으로 억제시켜 세로토닌이 적게 만들어지기 때문이다.

영양제로는 최근 미국에서 재승인된 L-트립토판을 섭취하는 것이 도움이 될 수도 있다. L-트립토판은 육류, 달걀, 우유에 있는 아미노산을 일컫는 것으로, 이 아미노산을 섭취하면 숙면을 가져오고 공격성을 감소시키며 우울과 같은 감정 조절을 개선하는 데 도움이 된다. 따라서 단백질, 탄수화물, 지방을 균형 있게 섭취해야 일상을 즐겁고 의미 있게 만들 수 있으며, 우울증도 예방할 수 있다.

뇌 속의 시한폭탄 '뇌졸중'을 잡아라

방심하는 순간, 뇌혈관은 터진다

중년 이후 많은 사람이 반신불수가 되어 평생의 야망은커녕 정상 생활을 영위하지도 못하게 하는 병이 뇌졸중이다. 흔히 '중풍'이라고 하는 뇌졸중은 우리나라의 사망 원인 1~2위를 다툰다. 뇌졸중은 뇌혈관 장애로 인한 질환의 총칭이며, 일반적으로 갑자기 뇌혈관에 순환 장애가 일어나 의식이 없어지고 신체가 마비되는 질환을 말한다. 뇌졸중은 그림 4 와 그림 5 에서 보는 것처럼 뇌혈관이 막혀서 생기는 뇌경색(허혈성 뇌졸중)과 뇌혈관이 터져서 생기는 뇌출혈(출혈성 뇌졸중)이 있으며, 최근에는 생활 패턴의 변화로 뇌경색이 점차 증가하고 있다.

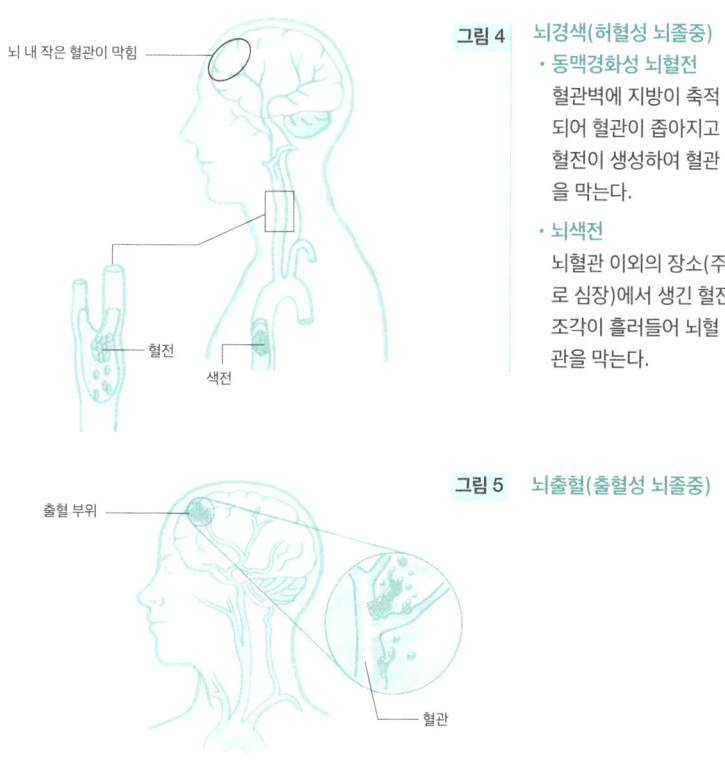

그림 4 뇌경색(허혈성 뇌졸중)
- 동맥경화성 뇌혈전
  혈관벽에 지방이 축적되어 혈관이 좁아지고 혈전이 생성하여 혈관을 막는다.
- 뇌색전
  뇌혈관 이외의 장소(주로 심장)에서 생긴 혈전 조각이 흘러들어 뇌혈관을 막는다.

그림 5 뇌출혈(출혈성 뇌졸중)

정상적인 뇌의 혈관벽은 1,500mmHg라는 높은 혈압에도 견딜 수 있는 탄력성과 유연성을 가지고 있다. 그러나 혈관이 약해져 있는 부위는 200mmHg의 혈압에도 쉽게 파열되어 뇌출혈이 생긴다. 평소 고혈압이 있는 사람이 무리하게 힘든 일을 하거나 일상생활에 피로가 겹쳤을 때, 심한 충격을 받았을 때, 갑자기 혈압이 올라가 발생하는 경우가 많다.

대개 혼수상태에서 24시간 안에 깨어나지 못할 경우 위험하며, 이와 같은 혼수상태에서 절반 이상이 사망하게 된다. 출혈이 소규모일 때는 졸도하는 일이 없을 수도 있으며, 출혈하는 뇌 부위에 따라 마비되는 부위가 달라진다. 대뇌피질 상부에 출혈이 일어나면 손은 움직일 수 있으나 발과 다리는 움직일 수 없게 되고, 측두엽 부위의 혈관이 막히거나 출혈하면 사지는 멀쩡하지만 말을 하지 못하게 되며, 소뇌 부위에 출혈이 있으면 평형감각이 상실되어 비틀거린다. 또한 뇌 피질 연합 영역에 침범하면 혈관성 치매가 온다.

신체의 다른 부위에서 흘러들어온 작은 혈액 덩어리가 좁은 혈관을 막을 때 생기는 뇌경색은 중년 이후 나이가 들면서 높은 콜레스테롤 수치, 운동 부족, 흡연, 비만, 스트레스 등이 누적되었을 때 나타난다.

일반적으로 혈중 콜레스테롤 수치가 높으면 고혈압 발생 확률이 크다는 사실은 널리 인정되고 있다. 그러나 최근 아주 낮은 콜레스테롤(100mg/dl 이하) 값도 뇌졸중 발생과 연관이 있다는 사실이 일본에서 보고되었으며, 육류를 섭취하지 않거나 적게 섭취하는 사람이 출혈성 뇌졸중에 걸릴 확률이 높다는 결과도 보고되었다.

얼마 전 모 대학병원의 조사 결과, 남성 고혈압 환자가 출혈성 뇌졸중에 걸릴 확률은 정상인의 15배, 여성 고혈압 환자가 출혈성 뇌졸중에 걸릴 확률은 약 10배로 밝혀졌으며, 뇌경색에 걸릴 확률은 남자와 여자에서 각각 약 5배, 8배가 높다는 사실이 밝혀졌다. 또 당뇨병 환자가 뇌경색에 걸릴 확률은 남자는 정상인의 약 6배, 여자는 약 4배였다. 그러나 당뇨병의 경우는 뇌출혈 발병을 증가시키지는 않는 것으로 나타났다.

뇌경색이든 뇌출혈이든 뇌졸중은 고혈압, 당뇨병, 심장병이 동반될 때나 피임약을 상용하는 경우에 잘 생기기 때문에 이들 선행 질환의 치료가 우선되어야 한다.

산소 공급 차단이 제일 무섭다

뇌는 우리 몸무게의 2.5%에 불과하지만 뇌로 가는 혈류량은 그 10배인 20% 정도에 이른다. 따라서 뇌신경세포는 산소가 공급되지 않으면 3분 이내에 죽기 시작한다. 뇌졸중은 뇌로 피를 운반하는 뇌혈관이 핏덩이에 의해 막히거나 혈관이 터져서 산소 공급이 차단될 때 일어난다. 일단 혈관이 막히거나 터져서 산소 공급이 중단

되면 뇌 세포의 손상을 막는 것은 거의 불가능하다. 산소를 공급받지 못한 신경세포는 흥분성 신경전달물질인 글루탐산$^{Glutamic\ acid}$을 방출하는데, 이 글루탐산은 다른 신경세포막에 있는 수용체에 찰싹 달라붙게 된다. 글루탐산이 붙은 수용체는 활성화되어 수용체 한가운데로 칼슘이 통과할 수 있는 통로가 만들어지게 되며 세포 바깥에 많이 있는 칼슘이 세포 내로 들어오게 된다. 이 칼슘은 뇌 신경세포 내에서 무서운 파괴 행동을 보인다.

소량의 칼슘은 세포가 정상 기능을 하는 데 필수적이나 정상보다 1천 배 이상 높은 농도의 칼슘은 중요한 효소를 활성화시켜 세포의 구조를 바꾸고 에너지 공장에 파업을 일으킬 뿐만 아니라 신경세포를 과도하게 흥분시켜 죽게 만든다. 이때 신경세포를 부추겨서 더 많은 글루탐산을 뇌 조직 내로 방출시켜 신경세포의 파괴가 지속적으로 일어나게 된다.

뇌졸중을 피하려면 흰색 음식을 먹어라

뇌는 활동을 하기 위해 엄청난 에너지를 소비하기 때문에 많은 영양소를 필요로 한다. 스웨덴 카로린스카 연구팀은 14년간 전 세계 25만 명 이상을 대상으로 진행된 7건의 연구 결과를 분석한 결과

푸른 채소, 견과류, 콩류 등 마그네슘이 풍부한 식품을 많이 섭취한 사람이 뇌졸중 발병 위험이 낮았다고 보고하였다. 추가적인 연구가 필요하지만 마그네슘 함유 식품을 적절히 먹는 것은 뇌졸중에 도움이 될 수 있다.

뇌와 채소에 대한 세부적인 연구도 네덜란드 연구팀에 의해 진행되었다. 네덜란드 연구팀은 2만여 명의 심혈관 질환 병력이 없는 성인 남녀를 대상으로 섭취하는 과일과 채소의 색깔에 따른 뇌졸중 발생 여부를 10년간 연구했다. 그 결과 녹색, 주황·노랑, 빨강·보라, 흰색의 4그룹 중 흰색 과일(사과, 배, 바나나 등)과 흰색 채소(마늘, 양파, 버섯, 꽃양배추 등)가 뇌졸중 발병 위험을 감소시킨다고 2011년 보고하였다.

흰 식품인 우유도 뇌졸중의 최대 아군이다. 우유만큼 각종 영양분이 균형 있게 포함된 식품도 많지 않다. 태초부터 우유는 인류가 먹어 온 가장 중요한 영양 자원이었다. 동물로부터 나온 우유는 병원균 때문에 여러 가지 질병을 야기하기도 하였으나, 근원적으로 인류의 기본 식품이었을 뿐 아니라 만병통치약으로 사용되었다.

엄마의 젖은 아이들의 생명 유지와 성장을 위한 최고의 생명수일 뿐만 아니라 외계의 각종 병원균에 대한 강한 면역력을 제공해준다. 모유를 먹은 아이들은 엄마의 따뜻한 체온에서 사랑을 받아 감정적으로 성숙해질 뿐만 아니라, 모유에서 여러 가지 면역 글로 불림을 받아 웬만한 질병에는 끄떡하지 않는 저항력을 지니게 된다. 아이들뿐만 아니라 어른들도 규칙적으로 우유를 마실 경우 우유를 마시지 않는 사람보다 뇌졸중(중풍) 발병 위험이 절반 이상 감소한다는 연구 결과가 1996년 보고되었다.

미국 버지니아 의대에서 뇌졸중 학술지에 발표한 논문에 의하면 심장관상동맥질환과 뇌졸중이 없는 하와이의 중년 남성 3,150명을 대상으로 22년간 추적한 자료를 분석한 결과, 1일 최소 454g의 우유를 마신 남성의 허혈성 뇌졸중 발생률은 3.7%로 우유를 마시지 않은 남성 7.9%의 절반 수준이었다. 이들 중년 남성들에서 발생한 뇌졸중은 핏덩어리가 뇌혈관을 막아서 생긴 허혈성 뇌졸중으로 전체 뇌졸중의 70~80%를 차지하고 있다. 또한 연구팀은 낙농제품이 아닌 다른 식품으로부터의 칼슘 섭취는 뇌졸중 발병률 감소에 관련이 없는 것으로 나타났으며, 우유 섭취는 출혈성 뇌졸중 발생과는 상관관계가 없었다고 보고하였다.

우유 섭취가 어떤 이유로 허혈성 뇌졸중 발병률을 떨어뜨리는지는 아직 밝혀지지 않았다. 아마도 우유가 어떤 기전에 의해 혈류 순환을 좋게 해서 핏덩어리가 혈관 내에 생성되는 것을 억제해 이런 효과가 나오지 않았을까 추정할 뿐이다. 따라서 특별한 보약을 매일 먹는 것보다 한 잔의 우유를 마시는 것이 우리의 건강 유지와 장수에 더 좋다.

뇌졸중을 예방하기 위해서는 먼저 고혈압, 동맥경화증, 고지혈증, 당뇨병, 심장병과 같은 성인병에 걸리지 않는 것이 우선이다. 짠 음식과 콜레스테롤이 많은 음식, 혈관을 좁게 만들 수 있는 커피나 담배는 피하고, 피로가 겹치거나 스트레스가 누적되지 않도록하며 단백질을 비롯한 영양분을 골고루 섭취해야 한다. 또한 규칙적인 운동은 뇌졸중 위험을 크게 줄일 뿐만 아니라 뇌졸중 환자의 운동신경을 회복시키는 데도 효과가 큰 것으로 보고되고 있으므로 적절한 운동도 반드시 필요하다.

미국 하버드대학의 연구팀은 하버드 졸업생 11,130명을 장기간 조사하여 미국 심장학회지 최신호에 '일주일에 5일간 하루에 한 시간을 투자하여 빠른 속도로 걸으면 뇌졸중 위험이 50%, 30분 동안 걸으면 24% 감소한다.'고 발표하였다. 걷는 운동 외에도 계단 올라가기, 정원 가꾸기, 춤추기, 자전거 하이킹 등의 운동은 뇌졸중 위험을 줄이는 데 상당한 효과가 있다.

수전증이 심해지면
'파킨슨병'을 의심하라

알리도, 요한 바오로 2세도 이 병으로 쓰러졌다

오리처럼 엉덩이를 내밀고 손을 떨면서 아주 천천히 그리고 힘겹게 발걸음을 옮기는 무표정한 얼굴의 노인들을 가끔 보게 된다. 물어도 대답을 잘 못하고 기억력도 감퇴되어 치매 증세를 보이는 환자도 있다. 얼굴 근육, 팔다리 근육을 지배하는 뇌 부위가 망가졌기 때문에 표정이 없고, 팔다리 근육의 움직임이 아주 약하다. 이런 증상을 나타내는 병을 파킨슨병이라고 부른다.

뇌에는 운동을 관할하는 흑색질에 분포하는 도파민 세포가 있는데, 나이가 들면서 이 도파민 생성신경세포가 서서히 죽어가면서 생기는 퇴행성 뇌질환이 파킨슨병이다. 파킨슨병은 나이가 들수록 발생 빈도가 증가하는 치매 다음으로 많은 뇌 질환의 하나로, 55세 이상에서는 1% 이상이 이 병에 걸리는 것으로 보고되고 있다.

한때 헤비급 권투선수로 이름을 날렸던 무하마드 알리도 이 파킨슨병으로 거의 폐인이 되었으며, 교황 요한 바오로 2세도 이 병을 앓다가 사망하였다. 1996년 미국 애틀랜타에서 열린 올림픽게임 개막식 행사에서 무하마드 알리가 마지막 성화 봉송주자로 선발되었는데, 성화를 손에 든 채 손을 떨면서 아주 힘겹게 성화대에 불을 붙이는 모습은 보는 이의 가슴을 안타깝게 했다. 한창 시절 나비처럼 날아 벌처럼 쏘던 철권은 어디로 가고 이제는 일상의 대화도, 움직이기도 힘들 정도가 되었으니 인생무상을 느끼지 않을 수 없다. 그는 한 방의 주먹으로 많은 돈을 벌었지만 대신 운동을 지배하는 뇌신경세포가 손상을 받아서 벌어놓은 돈도 마음대로 쓰지 못한 채 인생 말년을 외롭고 불운하게 보내고 있다.

훤칠한 키에 당당한 모습과 호된 말투로 많은 팬들을 사로잡았던 여배우, 총 네 번의 아카데미 최우수 여우주연상을 수상한 캐서린 헵번 역시 파킨슨병으로 정신과 육체의 고통을 받다가 2003년 96세 나이로 사망하였다. 영화 〈백 투 더 퓨처 Back to the Future〉의 주연 배우인 마이클 폭스도 파킨슨병에 걸려 고생하고 있으며, 폭스는 연구재단을 만들어 이 병의 극복을 위해 노력하고 있다.

파킨슨병을 부르는 위험인자

중년에 서서히 나타나 인생을 파멸의 길로 이끄는 파킨슨병은 인류가 반드시 극복해야 할 노화 질환이다. 환자 가운데 90~95%는 유전과 관계없는 산발성 파킨슨병을 앓고 있으며, 5% 내외만이 유전성 파킨슨병을 앓고 있다.

  파킨슨병은 수전증(손 떨리는 증세), 경직된 관절 운동, 얼굴 근육의 마비 증세, 오리처럼 뒤뚱거리는 불편한 걸음, 기억과 감정 표현이 감소하는 치매 증세 등을 초래해 본인은 물론 가족의 인생에 크나큰 타격을 입게 된다. 흔히 나이가 들면 나타나는 손 떨리는 증세는 정상적인 노화 과정의 하나로 인식한다. 단순히 노화 과정에서 나타나는 수전증은 목표를 향해 손을 접근할 때 나타나지만, 파킨슨병에서는 가만히 있는데도 손이 떨린다.

  미세한 운동조절 기능을 담당하고 있는 뇌 중간 부위는 쉽게 파괴되기 때문에 운동 기능이 심각하게 손상을 입는다. 뇌 손상은 창조와 고도의 정신 및 인지 기능을 관할하는 대뇌피질 부위와 변연피질 부위로 확대될 수 있기 때문에 파킨슨병 환자의 약 25~40%가 치매 증세를 나타내며, 약 15~30%는 실제로 알츠하이머 치매를 앓고 있는 것으로 보고되고 있다.

파킨슨병의 위험인자로는 크게 3가지를 꼽는다. 첫째는 유전이다. 5% 내외는 유전성 파킨슨병을 앓고 있다. 파킨슨병과 관계된 알파시누클레인, 파킨, DJ-1 등 10여 개의 유전자 돌연변이가 유전성 파킨슨병과 관계가 있는 것으로 보고되고 있다. 이처럼 최근 유전성 파킨슨병의 원인 유전자가 발견되었기 때문에 가까운 시일 내 발병 과정, 발병 기전이 보다 구체적으로 밝혀질 것으로 기대된다.

둘째는 두뇌 손상이다. 머리에 심한 외상을 입은 전력이 있는 경우(교통사고, 운동 등) 뇌의 가운데에 있는 운동을 관장하는 도파민 세포가 손상을 당해 파킨슨병이 생긴다. 뇌 손상을 잘 받는 격투기 선수들이 파킨슨병에 걸려 사망하거나 고통을 받는 것을 보면 외상이 중요한 위험인자라는 것은 분명한 사실로 여겨지고 있다.

마지막으로는 독성화학물질이다. 1970년대 후반에서 1980년대 초반 미국에서는 젊은 나이에 파킨슨병이 집단으로 발생하는 사태가 벌어져 많은 학자들을 긴장시켰다. 역학 조사 결과 이들은 모르핀 계통의 마약인 메페리딘 마약(데메롤, 병원에서 가장 많이 사용되는 마약성 모르핀계 진통제)을 제조하여 상습적으로 복용하던 마약 중독자들로 밝혀졌다. 이들은 메페리딘 마약을 직접 만들었는데, 제조 과정에서 생성되는 불순물^{MPTP}을 제거하지 않고 사용했다. 그런데 이 불순물이 운동을 관장하는 뇌신경세포를 파괴한 것이다. 이후 제초제 성분인 로테논^{Rotenone}이 파킨슨병을 일으킬 수 있음이 보고되어 환경오염물질이나 제초제에 의한 발병 가능성이 제시되었다. 화학물질에 의해서 산발성 파킨슨병이 발생될 수 있다는 중요한 증거는 이때 처음 구체적으로 밝혀졌다.

도파민을 이용한 파킨슨병의 치료

지금까지 파킨슨병의 주 치료법은 부족한 도파민을 보충하기 위해서 도파민을 만드는 원료 물질인 도파(레보도파)를 투여하는 것이다. 그러나 장기 치료 시 약물 효과가 떨어지고 말초신경에서 도파민이 과도하게 생성되어 기립성 저혈압, 구토 등을 일으키는 부작용이 문제가 되고 있다. 이런 말초신경 부작용을 없애기 위해 요즘은 뇌로 도파를 많이 들어가게 하기 위해 카비도파^{Carbidopa}, 톨카폰^{Tolcapone} 같은 말초 도파민 대사 억제제를 병용 투여하는 요법이 가장 널리 사용되고 있다. 그 밖에 뇌에서 도파민을 분비시키는 약이나 도파민 수용체 자극제를 사용한다.

태아의 도파민 신경세포를 배양해서 이식하는 치료법도 개발되었다. 그러나 이 태아신경세포 이식법은 성공률은 높으나 뇌 내에서 오랫동안 태아세포를 유지시키기가 쉽지 않으며, 태아 조직을 사용하는 것에 대한 윤리 도덕적인 문제가 있다. 이러한 태아 조직 이식법의 문제점을 극복하기 위해 자가지방줄기세포, 골수줄기세포와 같은 다양한 성체 줄기세포 치료술이 연구되고 있어 앞으로 치매와 더불어 파킨슨병 치료에도 크게 기여할 것으로 기대된다.

어떤 병이든 치료를 위해서는 발생 원인을 알아야 하지만, 아직도 노인들에게 잘 생기는 파킨슨병의 발생 원인은 명쾌하게 밝혀지고 있지 않다. 고도의 정신기능을 관장하는 대뇌신경세포는 별로 영향을 받지 않는데, 왜 뇌의 중간 부위에 위치해 운동을 관할하는 흑색질에 있는 검은 색소를 띤 신경세포(도파민 세포)만이 빠른 속도로 사멸하는지 아직 정확히 모른다.

앞서 설명한 것처럼 고도로 산업화된 사회 속에서 날로 늘어만 가는 공해 물질, 특히 마약 속에서 발견된 MPTP, 제초제 성분인 로테논과 유사한 어떤 유해물질이 이 병의 원인일 수도 있다. 자연에서 멀어진 인간의 무분별한 쾌락 추구와 마약 및 각종 약물의 남용, 환경공해물질의 방치, 자연의 파괴 등이 결국 인간을 영원한 파멸의 길로 인도하는 것인지도 모른다.

폭발적으로 증가하는 '알츠하이머 치매'

피할 수 없는 장수의 저주, 치매가 몰려온다

중·노년기 건강의 최대의 적으로 여겨지는 치매. 2차대전 당시 많은 사람들의 사랑을 받았던 할리우드 여배우 리타 헤이워드, 레이건 전 미국 대통령, 대처 전 영국 수상, 영화 〈벤허〉의 주인공 찰톤 헤스톤 등이 이 병에 걸려 전 세계인들을 안타깝게 했다. 최근 우리나라에서도 유명 가수의 아버지, 조부모가 치매의 고통 때문에 자살하는 사건이 일어나 사회에 큰 반향을 일으키기도 했다.

알츠하이머 치매라고 하는 이 노인성 치매 질환은 노인 인구가 급증하고 있는 현재 최대의 노화 질환일 뿐만 아니라 21세기에 인류가 당면한 최대의 보건 문제로 등장하고 있다. 이미 미국에서는 580만 명 이상의 환자가 발생하였으며 성인 사망률에서 당뇨병을 제치고 6위를 차지하고 있다.

의학기술의 발달로 암 환자는 완치되는 경우가 많으나 치매에 걸린 환자는 단 한 명도 완치된 경우가 없다. 게다가 알츠하이머 치매는 앞으로 21세기 중반까지 4배 이상 폭발적으로 증가하리라 추정되고 있어, 치매의 극복 없이 인류는 수명 100세의 꿈을 이룰 수 없게 되었다. 우리나라의 평균수명도 21세기 중반에는 80세가 넘을 것으로 추정되고 있어 앞으로 노인성 치매 환자가 폭발적으로 증가하리라는 것은 의심의 여지가 없다.

가족까지 황폐화시키는 치매

치매는 기억력 장애를 포함한 전반적인 정신 기능의 장애가 특징적으로 나타나는 증후군이다. 2012년 보건복지부는 치매 환자 중 70%가 다양한 원인의 알츠하이머 치매, 20% 내외가 뇌졸중(중풍)의 후유증으로 발생하는 혈관성 치매를 앓고 있으며, 3~4%가 루이소체 치매, 1%가 전두엽 치매, 1%가 알코올성 치매, 7%가 기타 원인의 치매를 앓고 있다고 발표했다.

치매 초기에는 최근의 기억 감퇴, 즉 최근에 만난 사람의 이름, 약속을 잘 잊어버리는 것으로 시작하지만 조금 더 진행되면 주소나 전화번호 등도 잊어버린다. 뿐만 아니라 평소에 잘하던 계산도 못하게 되고 결국에는 자기 자신이 누구인지도 모를 정도로 뇌의 고등정신 기능이 감퇴한다. 옷 입는 법, 밥 먹는 법과 같은 일상생활을 영위하는 방법도 잊어버리게 되며 심한 경우에는 대소변을 가리지도 못해 아무데서나 실수를 하는 경우도 허다하다. 조그마한 일에도 서운해하거나 흥분을 잘해서 주위 사람들과 충돌도 자주 일으키게 된다.

따라서 환자를 돌보는 가족들이 환자보다 더 많은 고통을 받게 된다. 환자 혼자서는 꼼짝할 수도 없기 때문에 온 가족이 교대로 환자에 매달려야 한다. 이런 이유로 노인성 치매는 '가족을 황폐화시키는 질환', 21세기에 폭발적으로 증가하기 때문에 '세기의 질환'이라고도 불린다.

2013년 기준 한국의 치매 환자는 57만 명으로, 치매 환자의 가족은 230만 명에 이른다. 앞으로 50년 뒤, 지금의 청년이 은퇴를 앞두게 될 시점에는 기대 수명이 더 올라갈 거라는 가정 하에 추론해 보면 환자는 200만, 그 가족 수는 1,000만 이상으로 육박할 것이다. 치매 인구는 기아급수적으로 늘어나지만 우리는 치매에 대한 정보가 턱없이 부족하다. 사실 치매에 대해 모르는 사람은 없지만 정확하게 이해하고 어떻게 대처해야 할지 아는 사람은 극히 드물다. 치매에 걸리는 것은 무섭지만, 나에게는 일어나지 않을수도 있는 일이라고 생각하며 외면하기 때문이다. 하지만 이제 치매는 누군가의 아픔이 아닌 나에게 찾아 올수 있는 질병으로 다음 파트에서는 중년의 최대 두려움의 대상인 치매에 대해 좀 더 상세히 알아보도록 한다.

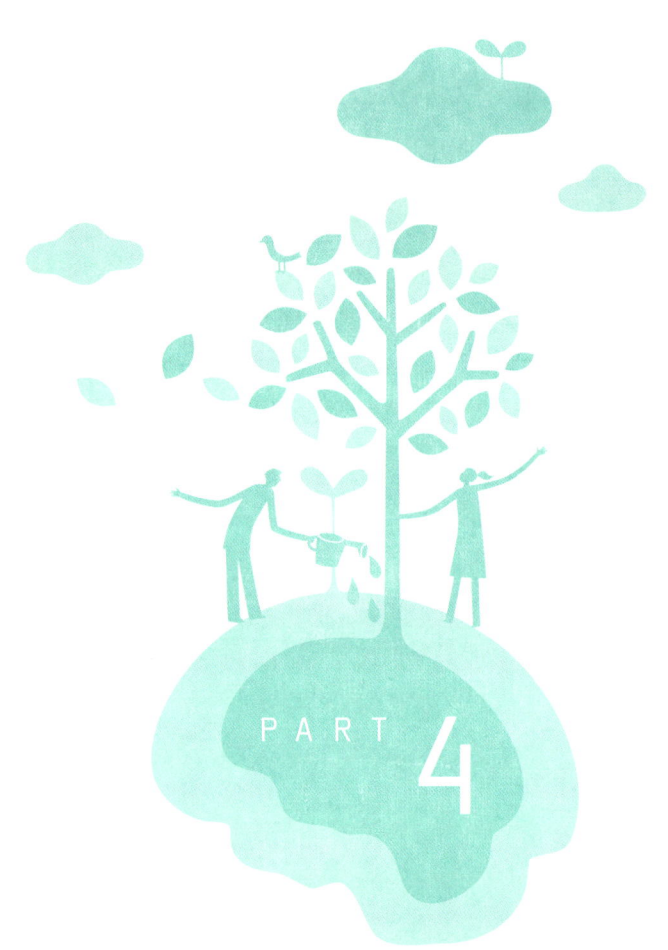

중년의 뇌를
위협하는 치매,
뇌활력이 치매를
멀리한다

과거 가장 두려운 질병이 암이었다면 지금은 치매라고 해도 과언이 아닐 것이다. 21세기에 접어들면서 폭발적으로 늘고 있는 치매는 한 사람의 삶뿐만 아니라 가족의 인생을 송두리째 앗아가는 폭풍 같은 질환이다. 치매에 대한 올바른 이해만이 치매를 예방하고 증상을 늦출 수 있다.

100세 시대, 2명 중 1명이 치매에 걸린다

건망증과 치매는 다르다

중년에 들어서면서 건망증 때문에 걱정하는 사람들이 많지만, 건망증이 심하다고 해서 치매로 발전하는 것은 아니다. 건망증과 치매는 뇌에서 작용하는 과정이 전혀 다르기 때문이다.

건망증은 수면 부족이나 술 등의 요인에 의해 뇌가 피로하거나 뇌 기능이 떨어질 때, 스트레스에 의해 기억중추인 해마가 손상되었을 때, 동시에 여러 가지 자극이 뇌에 입력되어 정보가 상호 경쟁하다 보니 자극이 약해져 뇌에 견고하게 저장되지 않았을 때 일어나는 현상이다. 이와 달리 치매는 여러 가지 원인 때문에 뇌의 신경세포 조직이 지속적으로 망가져 기억이나 판단에 장애가 생기는 것이다. 다시 말해 건망증은 노력하면 잊어버렸던 정보를 다시 기억할 수 있지만, 치매는 신경세포에 저장된 기억까지 파괴되므로 잊어버린 정보를 다시 기억할 수 없다.

건망증은 비교적 짧은 시간에 앞서 일어난 일을 기억하지 못하지만, 힌트를 주면 생각나거나 시간이 지난 후 다시 기억할 수 있으며 말이나 문장의 의미를 파악하는 데는 문제가 없다. 또 건망증이 있다고 해서 사회생활을 하는 데 필요한 사실을 망각하는 경우는 없으며 성격의 변화 역시 거의 없다. 그러나 치매 환자는 최근의 기억 소실이 심하고, 옆에서 말해주거나 힌트를 주더라도 기억을 되살리지 못한다. 더 나아가서는 기억뿐만 아니라 의미 파악을 못하고 인식이나 판단 능력, 성격, 감정 조절에도 문제가 생긴다. 건망증과 치매는 언뜻 쉽게 구분할 수 있을 것 같지만, 초기에는 그 증상이 미미하고 구분이 모호해 자칫 치매 초기 증상을 건망증으로 잘못 오인하는 수가 있다.

40~50대 이후 갑자기 기억력이 빠른 속도로 감퇴하거나 인식 능력, 성격까지 변화되면 치매를 의심하고 전문의의 진료를 받는 것이 좋다. 이때 뇌졸중 후유증(혈관성 치매), 뇌 손상(외상성 치매)

과 같이 원인이 있는 이차성 치매와 원인이 잘 알려지지 않은 일차성 치매인 알츠하이머 치매를 구별해야 한다.

	건망증	치매
기억 회상 능력	· 최근 일과 과거 일을 기억함 · 사람이나 사물의 이름이 생각나지 않을 때가 있으나 힌트를 주면 기억해 냄 · 해야 할 일을 잊을 때가 있으나 다시 생각해 내어 수행함	· 최근 일과 과거 일을 기억 못함 · 사람이나 사물의 이름을 자주 잊어버리고 나중에는 전혀 기억해 내지 못함 · 해야 할 일을 잊고 수행하지 못함
언어	· 적절한 단어가 생각 안남 · 의미 파악에 문제 없음	· 부적절한 단어를 사용하여 이해가 안 되는 문장을 만듦 · 상대방 말 뜻을 못 알아 들음
사회 기능	· 문제 없음	· 사회생활을 하지 못함
시간·장소 개념	· 오늘이 며칠인지, 어디 가려고 했는지 자주 잊어버림 · 길을 잃어버리지 않고 잘 찾음	· 날짜와 요일을 알지 못함 · 늘 다니던 길을 잃게 됨
계산 능력	· 조금 느려짐	· 급격하게 저하되다가 계산 능력을 상실함
시공간 판단력	· 문제 없음	· 자주 계절에 맞지 않는 옷을 입고 나감
성격 변화	· 거의 없음	· 감정 조절을 못해 갑자기 난폭해짐 · 의심이 많아지고 두려움을 잘 느낌 · 아무 이유 없이 울거나 화냄
물건 정리	· 열쇠나 물건을 둔 곳을 잊을 때가 있음	· 설탕 그릇에 손목시계를 두는 등 맞지 않는 장소에 물건을 둠

표 1 **건망증과 치매의 차이**

건망증은 뇌 훈련으로 개선될 수 있다

뇌는 신경세포 수가 정해져 있다. 잘 먹고, 푹 쉰다고 해서 신경세포가 더 만들어지지는 않는다. 다행히 신경세포가 죽어도 회로를 더 치밀하고 넓게 만들어 죽은 세포의 기능을 대체한다. 가소성이 높은 뇌는 적절히 잘 사용하면 스스로 변화하며 건강을 유지한다. 그렇기 때문에 정상인의 뇌는 20세 이후 하루 수만~10만 개 정도의 신경세포가 파괴되어도 늙어서 죽을 때까지 신경세포 수가 부족하지 않으며 젊을 때와 변함없이 뇌를 사용할 수 있다.

그러나 뇌를 적절히 사용하지 않거나 과도하게 사용하면 이보다 훨씬 많은 신경세포가 죽는다. 만성적인 스트레스를 받아도 기억 중추인 해마에 있는 신경세포가 손상돼 많이 죽게 되고 손상된 해마 때문에 기억이 제대로 입력되지 않아 건망증이 생긴다. 따라서 최근의 기억이 잘 떠오르지 않거나 자꾸 뭔가를 잊어버린다면 치매를 걱정하기보다는 내 생활에 스트레스가 많다는 경고라고 생각하고 스트레스를 줄이기 위한 다양한 노력을 하는 것이 좋다.

건망증을 극복하려면 여러 가지 일을 한꺼번에 진행하지 말고 한 가지씩 집중해서 하고 뇌를 지치지 않고 신선하게 유지하는 것이 중요하다. 계획이나 약속은 반드시 메모하는 습관을 기르는 것이 건망증을 예방하는 데 도움이 된다. 또 뇌를 혹사했을 때는 휴식을 취하고, 뇌에 적당한 자극을 주기 위해 독서나 바둑 등 취미 생활을 즐기는 게 좋다. 알코올은 뇌세포의 파괴를 촉진시키므로 술을 줄이거나 끊는다. 이렇게 뇌를 훈련하면 기억력은 다시 살아날 수 있다.

치매 극복을 위한 전략을 짜라

치매의 정확한 원인은 불행히도 아직 분명하게 밝혀지지 않았다. 다만 날로 증가하는 스트레스와 공해, 환경오염, 고혈압이나 당뇨병 같은 성인병의 증가, 알코올을 비롯한 각종 약물 남용 등이 뇌 신경세포의 파괴를 촉진시켜 치매가 증가하는 것이 아닌지 추측하고 있을 뿐이다.

해가 갈수록 치매가 폭발적으로 증가하는 가장 확실한 이유는 노령 인구의 증가이다. 고령은 알츠하이머 치매의 발병 위험을 증가시키는 가장 중요한 요인으로 65세 이후 인구에서는 매 5~10년마다 알츠하이머 치매의 유병률이 배로 증가한다고 보고되고 있다. 전 세계적으로 65세 이상 10%, 75세 이상 20%, 85세 이상은 약 절반이 치매를 앓을 가능성이 있는 것으로 알려져 있다. 다시 말해 부부가 85세까지 산다면 두 사람 중 한 사람은 치매에 걸릴 가능성이 있다는 의미인 것이다.

우리나라에서도 노인 인구의 약 10%인 57만 6,000여 명이 치매 환자(2013년 보건복지부)이며, 10년 후인 2024년에는 환자가 100만 명에 도달하여 암 환자보다 많아지리라 예견하고 있다. 2041년에는 치매 환자가 200만 명을 돌파하고, 2050년이 되면 치매 유병률이 15%를 넘어설 것으로 추정하고 있다.

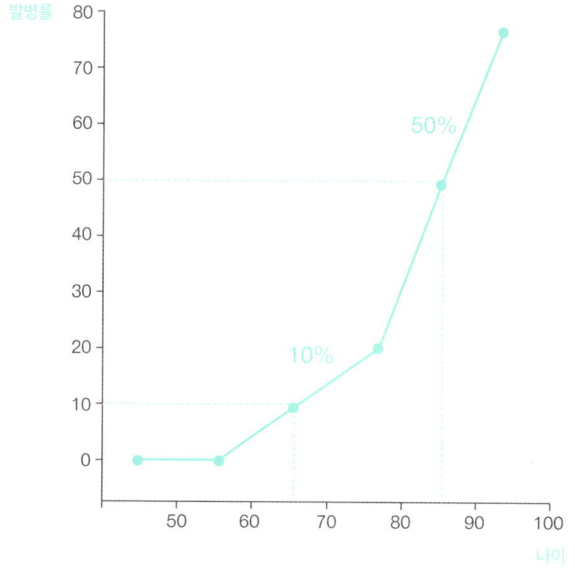

그림 6 연령에 따른 치매 발병률(미국치매협회)

치매의 전형적인 증상은 기억장애이다. 물건을 어디다 뒀는지 잊어버리거나 약속을 잊어버리기도 하고 증상이 심한 경우 며칠 전에 외식했거나 쇼핑했던 일도 까맣게 잊어버린다. 또 다른 흔한 증상은 언어이다. 상대방 이야기를 이해하지 못하거나 말을 더듬기도 한다. 병세가 깊어지면 집 앞처럼 익숙한 장소에서도 길을 잃어 아예 집밖에 나서는 것을 무서워하도 한다. 처음에는 복잡한 은행 업무 등을 자신 없어 하다 점차 옷을 갈아입거나 목욕, 대소변 등 기본적인 능력까지 잃어간다. 치매를 초기에 발견하면 여러 가지 치료로 증상을 늦출 수는 있지만, 치매의 진행 자체를 아예 막을 수는 없다.

최근 여러 가지 이유로 치매 환자 연령대가 점차 낮아지고 있다. 다시 말해 치매의 극복 없이는 건강하고 행복한 미래를 보장할 수 없게 되었다. 나이는 우리가 조절할 수 있는 위험인자가 아니므로 노력으로 예방할 수 있는 뇌 손상이나 알코올 섭취, 흡연 등 다른 위험인자에 노출되지 않도록 하는 것이 중요하다.

어떤 사람이 치매에 더 잘 걸릴까?

가장 흔한 퇴행성 치매, 알츠하이머 치매

앞으로 더욱 폭발적으로 증가하여 인류 최대의 문제가 될 세기적 질환인 알츠하이머 치매(노인성 치매)는 1907년 독일의 정신과 의사인 알로이스 알츠하이머 박사에 의해 최초로 보고되었다. 전체 치매의 60% 이상을 차지하는 알츠하이머 치매의 원인은 아직도 정확하게 밝혀지지 않았다. 현재까지의 연구 결과로는 뇌 조직에 '베타(독성 아밀로이드 단백질)'나 'C단 아밀로이드 단백질'

이 세포 밖에 쌓여 '신경반'을 만들고, 과인산화 타우단백질이라고 하는 독성 단백질 조각들이 세포 내에 '신경섬유다발'을 형성하여 뇌신경세포를 죽임으로써 알츠하이머 치매가 발생된다고 알려져 있다 그림7. 쉽게 말해 뇌 속 이상 단백질이 뇌신경세포를 공격하면서 서서히 진행된다는 것이다.

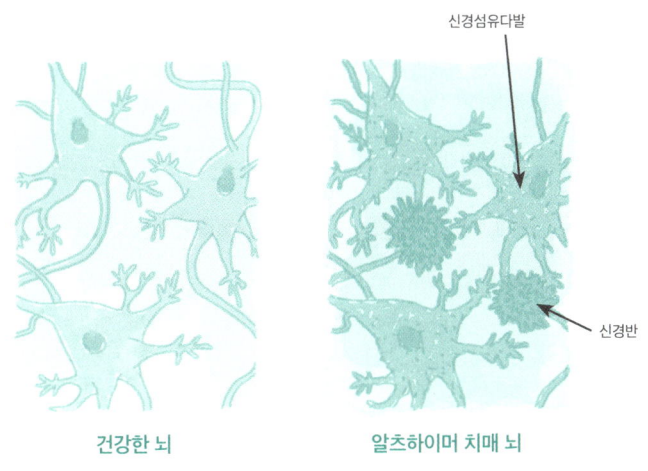

그림 7 | 신경반(독성 아밀로이드 단백질인 '베타'와 'C단 아밀로이드 단백질'이 쌓여 생김)이 신경세포를 죽이고, 신경섬유다발(독성 과인산화 타우 단백질이 세포에 쌓여 생김)이 뇌의 신경세포의 기능을 막아 알츠하이머 치매를 유발한다.

알츠하이머 치매가 불행한 병으로 인식되는 것은 과거의 소중한 기억을 다시 되살리는 것이 어렵고 다른 인지 기능이나 도덕성, 판단력 등의 장애가 동반되기 때문이다. 일반적으로 알츠하이머 치매는 나이가 들면서 생기는 건망증 등으로 오인하기 쉬워 초기 발견이 쉽지 않지만, 암과 마찬가지로 알츠하이머 치매 역시 조기 발견이 가장 중요하다.

습관적인 음주는 알코올성 치매를 유발한다

중년기의 습관적인 과음은 뇌의 노화를 촉진시키고 뇌세포를 파괴해 알코올성 치매나 알츠하이머 치매를 일으킬 수 있다고 알려져 있다. 습관적인 음주는 비교적 젊은 나이인 40~50대에도 알코올성 치매를 나타나게 한다.

과도한 음주는 기억중추인 해마를 손상시켜 최근 기억, 단기기억을 심각하게 떨어뜨릴 뿐만 아니라 '이성의 뇌', '창조의 뇌', '인간성의 뇌'인 전두엽, '언어의 뇌'인 측두엽, '입체 공간의 뇌'인 두정엽, '운동과 평형, 레이더의 뇌'인 소뇌를 손상시켜 화를 잘 내는 등 인간성 및 성격 변화를 불러오고 심각한 기억 감소를 겪게 한다. 또한 앞뒤가 맞지 않는 말을 자주 하거나 위치·공간 파악 능력이 감소해 길을 잃거나 평형감각 손상 등으로 인해 길을 걸을 때 잘 넘어지기도 한다.

아이러니하게도 하루에 와인을 1잔 정도 마시면 스트레스를 줄여쭤서 알코올성 치매나 알츠하이머 치매 발병률을 조금 낮출 수 있다는 보고도 있다. 하지만 분명한 사실은 술을 1잔 이상 습관적으로 마시게 되면 치매 발생이 현저하게 증가된다는 사실이다. 각종 스트레스가 많은 중년기에는 하루 1잔 이상 술을 마시지 않도록 조절할 자신이 없다면 단호하게 술을 끊는 것이 치매 예방의 최선책이다.

루이소체 치매와 파킨슨병 치매

루이소체 치매는 신경퇴행성 질환 중 서구에서는 알츠하이머 치매 다음으로 흔한 치매이지만, 우리나라에서는 혈관성 치매, 알코올성 치매 다음으로 많이 나타나는 것으로 알려져 있다. 루이소체 치매와 비슷한 치매로는 파킨슨병 치매를 꼽는다. 이 두 질환 모두 파킨슨병 증세(경직, 느린 행동, 몸의 떨림)와 환시가 나타나기 때문에 같은 병일 가능성도 제기되고 있다. 그러나 루이소체 치매는 일반적으로 파킨슨병에 선행해서 치매 증세가 나타나거나 파킨슨병 증세가 나타난 후 1년 이내에 치매 증상이 나타나는 데 반해 파킨슨병 치매는 치매와 환각 증상이 초기에 거의 나타나지 않는다는 점을 들어 두 가지 치매를 별개로 보는 전문가들이 더 많다.

파킨슨병에서 치매는 약 30% 정도 동반되는 것으로 보고되고 있다. 파킨슨병은 루이소체가 운동 기능을 담당하는 흑질뿐만 아니라 인지 기능을 담당하는 뇌의 피질에도 축적이 되므로 치매 증세가 동반되는 것으로 생각되고 있다. 알츠하이머 치매는 인지 기억 기능이 지속적으로 나빠지지만, 루이소체 치매는 기억·인지 기능 장애가 좋아졌다 나빠지기를 반복하는 점이 다르다.

다른 종류의 퇴행성 뇌 질환이나 파킨슨병에서도 치매 증상이 나타날 수 있다. 이러한 퇴행성 질환에 의한 치매는 알츠하이머 치매와 같이 근본적인 치료법이 없다. 또한 수두증, 두부 외상에 의한 뇌출혈, 뇌종양, 악성 빈혈, 만성 간 질환, 갑상선 기능 이상, 매독 혈관염 등도 치매를 일으킬 수 있는데 종종 알츠하이머 치매로 오인되는 경우도 있다. 이러한 원인에 의한 치매 증상은 원인 질환을 치료하면 증상의 호전을 기대할 수 있어서 치매의 감별 진단이 아주 중요하다.

어떤 사람이 알츠하이머 치매에 잘 걸릴까?

치매는 '운명'이다?! 가족력과 유전자를 살펴라

치매 환자의 5~10%는 유전이 되는 알츠하이머 치매이다. 아밀로이드 전구단백질 유전자, 프리세닐린 유전자, 타우단백질 유전자의 돌연변이로 독성 신경반과 신경섬유다발이 많이 형성되어 치매가 나타나며, 대개 20~30대에 나타난다. 영화 〈내 머리 속의 지우개(2004)〉의 주인공 손예진과 드라마 〈천일의 약속〉의 주인공 수애처럼 20~30대에 나타나는 치매는 대개 유전성 치매로 대부분

우성으로 유전된다.

유전자 중에서는 '아포E4유전자$^{ApoE-4}$'가 치매를 유발한다는 보고가 있다. 콜레스테롤 대사에 관계하는 아포리포 단백질E$^{APO\ E}$형에는 2, 3, 4형이 있다. 정상인의 5~10%는 E2형, 75~90%는 E3형을 가지고 있으며, 10~20% 정도가 E4형을 가지고 있다. 특히 아포E4유전자가 두 개인 사람(인구의 1~3%)은 아포E4유전자가 하나도 없는 사람보다 노인성 치매에 걸릴 위험이 5~20배 이상 높은 것으로 알려져 있다.

우리나라에서의 연구 결과를 보면 E4형 유전자 한 개를 가지고 있을 때는 약 2.7배, 두 개를 가지고 있을 때는 17.4배로 알츠하이머치매의 발병률이 증가한다. 최근 미국 스탠퍼드대학 연구팀이 60대 이상 남녀 5,000여 명을 4년간 조사한 결과, 아포E4유전자를 가지고 있는 여성은 없는 여성에 비해 알츠하이머 치매의 초기 증세가 나타날 확률이 81% 더 높았으나 남성에서는 27%만 높았다. 이 결과를 바탕으로 여성이 남성보다 치매에 잘 걸리는 이유가 이 유전자와 관련이 있지 않나 추측하고 있다.

미국 듀크대학의 앨런 로지스 박사는 두 개의 유전자가 모두 아포E4유전자인 사람은 80~90%가 80세 이전에 치매에 걸리게 되며 일반적으로 발병 연령이 낮아진다고 보고하고 있다. 따라서 일반적으로는 E4형 유전자가 알츠하이머 치매 발생을 증가시키는 것으로 인정되고 있다. E4형 유전자를 가진 사람이 두뇌 손상을 받았을 때 특히 치매 발생이 크게 증가할 수 있다는 연구들이 나오고 있다. 그러나 E4형 유전자를 가진 사람의 상당수(10~20% 이상)가 치매에 걸리지 않고 있으며 치매 환자 중 50~60%는 E2, E3형을 가지고 있기 때문에 아포리포 단백질 E4형이 원인이라기보다는 중요한 위험 인자로 생각되고 있다. 또한 아포E4유전자를 전혀 가지고 있지 않는 사람도 알츠하이머 치매에 걸리는 이유가 무엇이며, 이 병이 왜 노년기에만 나타나느냐 하는 문제는 여전히 숙제로 남아 있다.

현재까지 연구된 바로는 E2형이나 E3형에 비해 E4형이 독성을 가진 베타아밀로이드 단백질과 더 잘 결합해 잘 녹지 않는 불용성 물질을 만들고, 그 결과 베타아밀로이드 단백질의 독성을 더욱 증가시키는 것으로 알려져 있다.

우리는 현재 유전자 분석 기술을 사용해 사람의 아포리포 유전자형을 판별해 낼 수 있다. 그러나 이 위험 인자는 현 단계로서는 조절할 수 있는 인자가 아니므로 검사를 권하지 않는다. 이 인자를 가지고 있는 사람이 100% 치매에 걸린다면 모르겠지만, 평생 치매에 걸릴 가능성 때문에 항상 불안해하며 살 수도 없고, 이 불안이 오히려 치매 발생에 기여할 지도 모르기 때문이다. 따라서 예방과 치료 대책 없이 유전자를 검사하는 것은 큰 도움이 되지 않는다. 만약 E4형 유전자를 가지고 있다면 두부 손상을 받지 않도록 특히 조심해야 하며 될 수 있는 한 알코올 섭취를 삼가고 혈압이 높아지지 않도록 조심하는 등 치매 발생을 증가시키는 요인에 노출되지 않도록 조심하는 수밖에 없다.

두부 손상은 치매 발병률을 세 배 이상 높인다

인체에서 가장 중요한 부위인 만큼 뇌는 여러 겹으로 보호받고 있다. 머리뼈는 단단해 웬만한 충격에는 잘 견뎌낸다. 그리고 머리뼈 안쪽으로는 뇌를 둘러싸고 있는 뇌막과 완충 작용을 위한 뇌척수액 등의 장치가 단계적으로 뇌를 보호하고 있다. 그러나 뇌의 보호막이 어떤 충격도 다 막아내는 것은 아니기 때문에 치매를 염려한다면 두부 손상을 주의해야 한다.

　유명한 권투 선수 무하마드 알리나 로빈슨, 레슬러 김일 등 두뇌 손상이 많았던 격투기 선수들은 상당 수 치매와 파킨슨병을 앓거나 이들 병 때문에 사망했다. 최근 영국에서 권투 선수 출신자들과 그 밖의 머리 부상자들의 뇌 조직을 검사한 결과 알츠하이머 치매에서 발견되는 아밀로이드 신경반이 발견되었다. 또한 미국 북부 맨해튼 지역 노인들을 대상으로 한 역학 조사 결과 의식 상실이 동반된 두부 손상은 노인성 치매의 위험 인자가 될 수 있음이 밝혀졌다. 또 다른 조사에서도 10년 전에 입은 심한 두부 손상이 치매의 위험 인자가 된다는 사실이 보고되었다.

치매는 10~15년 이상의 오랜 기간 동안 뇌세포가 손상을 받아 두 가지 중요한 병리 조직 소견인 '신경반'과, '신경섬유다발'이 만들어지는 것으로 알려졌으나 최근에는 교통사고 등의 외상에 의해 15일 정도의 짧은 시간에도 만들어질 수 있음이 보고되었다(아포E4유전자를 가진 치매 환자는 다른 유전자형을 가진 환자보다 뇌에 더 큰 신경반을 형성하는 것으로 보고되고 있다). 겨울에 빙판길을 가다가 미끄러져 넘어지거나 욕실에서 넘어져 머리를 땅에 부딪치는 등의 충격으로 몇 초간 의식을 잃게 되면 치매 발병 위험이 세 배 이상 증가하는 것으로 알려져 있다.

앞서도 말했지만 또 하나 중년들이 특히 주의해야 할 것은 알코올이다. 뇌의 여러 부위 중 알코올에 의해 가장 심하게 손상되는 곳은 소뇌의 앞쪽 윗부분인 소뇌충부 상부이다. 이 부분은 네발짐승의 발에 의한 보행과 두 발로 서는 인간이나 영장류의 보행 조절을 담당하고 있기 때문에 과도한 음주 시 보행 장애가 생겨 쓰러질 수 있다. 잠깐의 실수로 넘어져 발생할 수 있는 뇌진탕은 치매에 아주 위험하다. 어떠한 이유든 치매를 걱정한다면 나이가 들수록 절대적으로 외상으로부터 뇌를 보호해야 한다.

생활습관병이 부르는 치매

잘못된 식습관, 운동 부족, 흡연, 음주 등 나쁜 생활습관 때문에 생기는 질환을 '생활습관병'이라고 한다. 생활습관병 중에서도 특히 고혈압, 당뇨병, 고지혈증 등은 치매와 연관이 깊다. 고혈압에 의한 뇌졸중이 발생했을 경우 그 후유증으로 혈관성 치매가 나타날 수 있음은 잘 알려져 있다. 그러나 뇌졸중이 없는 고혈압의 경우 치매 발생에 대해서는 잘 알려져 있지 않다.

최근 미국 연구팀에서 30대를 고혈압 유무에 따라 두 그룹으로 나누어 MRI를 찍고 다시 60대가 되었을 때 찍어 비교 연구해본 결과, 뇌졸중이 없는 고혈압 환자들은 정상인보다 회백질의 부피가 9% 정도 작았고, 혈압이 높으면 뇌의 미세혈관에 손상을 주어 뇌혈류가 감소하기 때문에 치매 위험도가 70% 높았음을 보고하였다.

치매는 '제3형 당뇨병'으로 알려질 정도로 당뇨병과 밀접한 관계를 가지고 있다. 그러므로 당뇨병을 예방하거나 적절히 치료하는 것은 치매 예방에 필수다. 혈액 속에 지방이 많이 끼면서 발생하는 고지혈증은 고혈압 발생을 증가시키고 치매 발생 역시 증가시킨다. 그러므로 고지혈증을 예방하고 적절히 치료하는 것도 치매 예방에 굉장히 중요하다.

40대부터는 타고난 몸의 방어체계가 약해지는 시기이며, 생활습관이 가장 엉망인 때이다. '세 살 버릇 여든까지 간다'라는 말처럼 뇌에 한 번 각인된 습관은 좀처럼 바꾸기 힘들기 때문에 좋은 생활 습관을 몸에 갖추기 위해 노력해야 한다. 새로운 습관을 익히기 위해서는 처음 3일, 3주, 3개월이 고비이다. 뇌에 스트레스를 주지 않는 선에서 작은 목표를 세워 조금씩 생활습관, 특히 균형 잡힌 식생활 습관과 규칙적인 운동습관을 갖추는 것이 치매 예방에 도움이 된다.

교육 수준에 따라 치매 증상은 달라질 수 있다

교육 경험이 알츠하이머 치매 발생과 상당한 관계가 있다는 연구 결과가 있다. 최근 네덜란드 에라스무스 의과대학 연구팀은 학력이 낮은 사람들이 상대적으로 알츠하이머 치매에 걸릴 확률이 높다고 발표했다. 연구팀이 22세 이상 성인 7,500명을 대상으로 치매 증상 유무를 조사한 결과 470명의 치매 환자를 발견했고, 그들 중 학력이 낮을수록 알츠하이머 치매가 많이 발생하는 것으로 보고하였다.

또한 1993년 미국 샌디에이고대학 연구팀은 중국 상해에서 554명의 노인성 치매 환자를 대상으로 교육 정도가 치매 발생에 미치는 영향을 연구한 결과, 교육 수준이 낮을수록 치매 발생이 증가한다는 사실을 보고하였다. 중학교 이상의 교육을 받은 사람이 교육을 전혀 받지 않은 사람에 비해 노인성 치매 발생이 4~5년 지연될 수 있다는 것이다.

높은 교육 수준을 가진 사람에 비해 교육 수준이 낮은 사람은 의료 수혜에 접근할 기회가 적고 영양 면에서도 열악할 수 있어 여러 가지 만성질환에 걸릴 가능성이 그만큼 높아져 노인성 치매에 걸릴 가능성이 높다는 설명도 있다. 하지만 많은 학자들이 교육 정도가 높을수록 치매 증세가 가볍게 나타나며 교육 수준이 낮을수록 인지 기능 장애가 더 심하게 나타나는 것으로 보고 있다. 실제 교육 수준이 높으면 치매 증세가 감추어져서 잘 드러나지 않기도 한다.

인간의 뇌신경세포는 지적인 자극이 가해지면 신경전도가 일어나는 신경가지가 두터워지고 회로가 넓어진다. 따라서 교육을 많이 받을수록 뇌의 지적 용적이 커져 치매 증세가 늦게 나타나거나, 가볍게 나타날 수 있다.

생활 속 알루미늄이 뇌를 공격한다

알루미늄은 지표면에 있는 가장 흔한 금속 이온이며 식기나 건축

자재로 널리 사용되고 있다. 그뿐 아니라 물을 정화하는 데도 쓰이며 위궤양 치료제인 제산제의 성분으로도 쓰인다. 이런 알루미늄이 최근 여러 연구를 통해 치매를 유발한다는 사실이 속속 밝혀지고 있다. 알루미늄이 신경세포막과 적혈구막에서 과산화인지질 생성을 증가시켜 헤모글로빈의 산소 해리를 저하시킴으로써 뇌세포의 독성을 증가시킨다는 것이다.

영국의 킬리대학교에서는 6년간 직업적으로 알루미늄에 노출되었던 환자에게 치매가 발생하는 것을 확인하였으며, 이 환자의 사후에 뇌 조직을 확인했더니 광범위하게 알루미늄이 축적된 것을 확인하였다. 사람 몸속으로 흡수된 알루미늄은 먼저 간장이나 비장, 뼈 등으로 이동해 정착한다. 그리고 매우 느리긴 하지만 중추 신경계인 뇌 속으로도 진입해 정착한다.

문제는 우리가 담배나 미세 먼지, 알루미늄 포일이나 주방 기기 등 일상생활에서 알루미늄에 무방비로 노출되어 있다는 것이다. 담배 연기에는 수은, 카드뮴, 니켈 등과 함께 알루미늄이 함유되어 있어 담배 연기를 직간접적으로 흡입하면 폐를 거쳐서 혈류 속으로 매우 쉽게 유입된다. 공기 중에 떠다니는 알루미늄은 비가 와도 사라지지 않고 땅에 가라앉거나 시냇물에 섞여들어 곡식이나 어패류 등에 흡수되어 다시 사람을 공격한다.

제산제의 남용도 문제다. 제산제는 위궤양 치료제로 사용되지만, 과음 후 속이 쓰린 증상을 완화할 목적으로 습관적으로 복용하는 사람들이 많다. 사람이 하루에 섭취하는 음식과 음료수에는 평균 알루미늄이 40㎎ 정도 포함되어 있으나 1,000㎎이나 함유되어 있다. 그러므로 과음 후 제산제 섭취는 조심할 필요가 있다.

생활 속에 널리 퍼져 있는 알루미늄을 완전히 막는 것은 불가능하다. 하지만 통조림 식품이나 겨드랑이에 뿌리는 지한제, 알루미늄 주방 식기, 제산제 등의 사용을 자제하는 것이 치매 예방에 도움이 된다.

뇌의 보이지 않는 적, 스트레스

스트레스라는 말은 물리학 분야에서 처음 사용되었다. 용수철에 힘을 가해 당겼다가 놓으면 원상태로 돌아가지만 더 세게 잡아당기면 용수철이 비틀어져 원상태로 돌아가지 못하게 되는데, 이렇게 용수철을 비틀어지게 하는 힘을 '스트레스'라고 하였다. 그러나 현대에 와서는 의학 분야에서 주로 사용되어 '외부에서 생체로 가해지는 자극으로 인해 생체 평형이 깨져 장애가 생겨나는 상태'를 뜻하는 말로 쓰이고 있다. 눈에 보이지 않는 스트레스란 잔잔한 호수처럼 일렁이는 뇌에 돌을 던지는 격인 셈이다.

중년기에 크게 증가하는 스트레스는 치매 발생을 증가시키고 더 빨리 증세를 야기할 수 있는 것으로 여겨지고 있다. 저자의 연구팀이 국제학술지(Jeong et al, 2006, FASEB)에 보고한 연구 결과에 따르면 치매를 일으키도록 유전자가 조작된 3개월 된 젊은 치매 쥐가 다양한 스트레스를 반복적으로 8개월 동안 받게 되면 24개월 된 늙은 치매 쥐와 마찬가지로 치매의 특징적인 조직 병리와 증세가 더 일찍, 더 심하게 나타나는 것으로 나타났다. 그러나 젊은 치매 쥐가 풍족한 좋은 환경에 노출되면 조직 병리와 기억도 좋아지고 치매 발생도 더 늦게 나타났음을 알 수 있었다. 그림 8

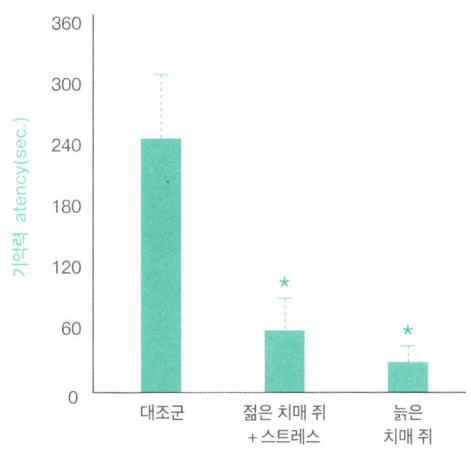

기억력 검사 : 수동회피반응 검사

그림 8 치매 유전자를 가진 쥐에 만성적 스트레스를 가하면 대조군에 비해 기억력이 상당히 떨어지고, 늙은 치매 쥐와 비슷한 기억력을 보인다.(Jeong et al, 2006, FASEB)

이 결과로 미루어볼 때 다양한 정신적 스트레스와 테크노스트레스를 받고 있는 중년에게 치매가 일찍 더 심하게 나타날 수 있음을 알 수 있다. 반대로 취미생활을 하고 운동도 열심히 하면서 긍정적으로 즐겁게 사는 것과 같은 좋은 환경에 노출되면 치매가 늦게, 아주 경미하게 나타날 수 있음을 알 수 있다.

우리나라에서의 한 보고를 보면 배우자가 없는 경우 치매 위험이 세 배 증가하고, 배우자가 치매일 때 간병 등의 스트레스로 상대 배우자가 치매에 걸릴 위험이 여섯 배나 증가한다(남편은 12배, 아내는 3.6배 증가)고 한다. 이러한 보고로 볼 때 스트레스가 실제 알츠하이머 치매 발병 위험을 상당히 증가시킴을 알 수 있다.

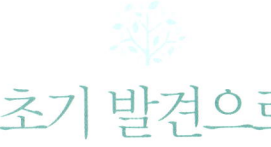

초기 발견으로
치매에 맞서라

치매 발병, 10년 전에 알 수 있다

알츠하이머 치매는 발병하기 10여 년 전부터 알츠하이머 치매와 관련된 부위, 특히 기억중추인 해마 부위가 위축하기 시작한다. 즉, 뇌가 쪼그라드는 것이다. 미국의 디커슨 박사는 알츠하이머 치매와 연관된 뇌 부위를 MRI로 관찰하여 위축이 발견되면 치매 발병 위험이 세 배 이상 높다고 보고하였다.

또한 알츠하이머 치매의 전 단계인 경도인지장애(MCI: Mild

Cognitive Impairment)도 치매 발병 10여 년 전에 알 수 있다. 경도인지장애란 치매 이전의 인지 기능, 특히 기억력이 떨어져 있는 상태이기는 하지만 일상생활을 수행하는 능력에는 큰 문제가 없는, 치매가 아닌 상태를 말한다. 즉 정상 노화와 치매의 중간 단계로 볼 수 있으며 알츠하이머 치매로 이행될 수 있는 고위험군으로 분류된다. 우리나라에서는 노인의 28%, 노인 네 명 중 한 명 정도가 경도인지장애를 가지고 있는 것으로 보고되고 있다.

매년 정상인의 1~2% 정도가 치매로 이행되는데 비해 경도인지장애 환자의 경우 50~80% 정도가 5년 내에 알츠하이머 치매로 이행된다. 때문에 경도인지장애 상태에서 발견해 치료하면 치매 예방 효과를 상당히 높일 수 있다.

경도인지장애는 건망형(기억상실형)과 비건망형(비기억상실형) 경도인지장애로 나누며, 건망형은 대부분 알츠하이머 치매로 이행하나 비건망형은 알츠하이머 치매와 다른 전두엽 치매나 혈관성 치매로 진행될 가능성이 높은 것으로 알려져 있다.

최근 미국 알라바마대학 연구팀은 건망형 경도인지장애 환자가 금전 관리 능력이 떨어지면 가까운 미래에 알츠하이머 치매가 발병할 수 있다는 신호가 될 수 있다고 보고하였다. 따라서 통장 관리, 은행거래명세서 관리, 청구서 지불 능력이 떨어지면 치매로의 이행 가능성을 의심하고 전문의의 진찰을 받아보는 것이 좋다.

대부분의 경도인지장애는 해당하는 질병의 원인에 의해 발생하는 것으로 보고되고 있다. 경도인지장애 진단은 신경심리학적 검사를 통해 인지기능장애가 증명되고 일상생활 수행 능력은 뚜렷한 장애가 없으며 치매의 진단 기준을 만족하지 않아야 한다. 경도인지장애 환자들의 치료에는 치매에서 사용되고 있는 여러 종류의 콜린에스테라제 억제제 등이 사용되고 있다.

암 발견을 위해 정기적인 검진을 받는 것은 이제 상식이 되었지만, 뇌를 정기적으로 검진하는 사람은 드물다. 그러나 뇌도 정기적인 검진이 중요하다. 경도인지장애의 경우 자기공명영상촬영^{MRI}과 양전자방출단층촬영^{PET}이 도움이 되기는 하나, 한 번의 촬영만으로 경도인지장애와 치매를 감별 진단하기가 쉽지 않으므로 수년간 추적 검사가 필요하다. 중년들의 두려움과 염려가 큰 만큼 머지않은 미래에 치매도 암처럼 정기적인 검진을 받게 될 확률이 높을 것으로 예상된다.

자주 넘어지거나 사고를 일으키면 치매를 의심하라

알츠하이머 치매의 초기 증세는 순서를 따라 해야 하는 일을 제대로 수행하지 못하는 것이다. 예를 들어 자동차 운전 기술에 차질이 생겨 교통사고가 자주 일어날 수 있다. 미국 워싱턴대학 연구팀은 자주 넘어지고 비틀거리는 것이 치매가 상당히 진행된 후에 나타나는 증상이 아니라 초기에 나타나는 증상이라고 발표하였다. 65세 이상 건강한 노인 119명을 대상으로 뇌를 영상 촬영하고 넘어지는 횟수를 비교 연구한 결과 18명이 알츠하이머 치매의 특징인 독성 아밀로이드 축적이 뇌에서 발견되어 치매가 진행된 상태였지만, 기억력 감소 등의 치매 증상은 나타나지 않았다. 그러나 이들은 8개월 이내에 3분의 2가 넘어졌다고 보고하였다.

스페인 바르셀로나대학 연구팀은 치매로 사망한 40명을 조사한 결과 38%가 기억력에는 문제가 없었으나 행동·시각·언어 문제·일의 능률 저하 등을 보였으며, 53%는 처음 병원에서 정확한 진단을 받지 못했고, 47%는 죽을 때까지 다른 병으로 오진받았다고 보고하였다.

이처럼 치매는 기억력이 정상이라 하더라도 다른 증상을 보일 수 있다. 전보다 자주 넘어지거나 자동차 사고가 자주 일어나면 알츠하이머 치매의 초기 증상일 수도 있으므로 전문의의 정밀 진단을 받아서 초기에 적절하게 대처할 필요가 있다.

치매 자가 진단법

① 성격이 변했다.

② 약속을 하고서 잊어버린다.

③ 같은 질문을 반복해서 한다.

④ 길을 잃거나 헤맨 적이 있다.

⑤ 자기가 둔 물건을 찾지 못한다.

⑥ 예전에 비해 계산능력이 떨어졌다.

⑦ 잘 다루던 기구의 사용이 서툴러졌다.

⑧ 물건을 가지러 갔다가 잊어버리고 그냥 온다.

⑨ 상황에 맞게 스스로 옷을 선택해 입지 못한다.

⑩ 대화의 내용을 이해하지 못해 반복해서 묻는다.

⑪ 오늘이 몇 월 며칠이고 무슨 요일인지 잘 모른다.

⑫ 혼자 대중교통수단을 이용해 목적지에 가기 힘들다.

⑬ 내복이나 옷이 더러워져도 갈아입지 않으려고 한다.

⑭ 예전에 비해 방이나 집안의 정리정돈을 하지 못한다.

(자료 = 대한신경과학회)

※ 그렇다(0점), 약간 그렇다(1점), 자주 그렇다(2점), 6점 이상일 때는 치매 가능성이 있기 때문에 병원에서 전문의의 진찰을 받는 것이 좋다.

완치는 불가능하지만 호전은 가능하다

혈관성 치매처럼 원인을 알고 있는 2차성 치매는 사전에 원인을 적절하게 치료하면 치매를 예방하거나 치료할 수 있다. 2차성 치매 중 가장 많은 혈관성 치매는 고혈압, 고지혈증, 당뇨병 등의 생활습관병을 평소에 조심하거나 적절히 치료하면 발병을 예방할 수 있다. 일단 뇌경색이나 뇌출혈에 의한 뇌졸중이 발생하면 조기에 적절히 치료해야 치매를 상당히 줄일 수 있다.

원인이 완전히 밝혀져 있지 않은 1차성 치매인 알츠하이머 치매는 원인에 입각한 치료가 현재로서는 불가능하다. 알츠하이머치매의 초기에 독성 단백질에 의해 기억신경전달물질인 아세틸콜린이 감소하기 때문에 아세틸콜린을 대사하는 억제제를 투여하면 아세틸콜린이 증가해 일부 기억 기능이 호전될 수 있다. 이런 효능을 가진 약에는 돈네페질Donepezil(아리셉트), 갈라타민Galantamine(엑셀론), 리바스티그민Rivastigmine(레미닌) 등이 있다. 이 중 돈네페질은 다른 약보다 약효가 좋고 부작용이 적어 초기 치매 환자에 1차 약으로 가장 많이 사용되고 있다.

이런 약들은 치매 초기에 아세틸콜린 신경세포의 파괴가 일부 일어나 있는 부위에 아세틸콜린 농도를 증가시켜주기 때문에 기억력이 좋아지는 등 일부 증세의 호전이 있다. 하지만 아세틸콜린 신경세포의 파괴가 광범위하게 일어나 있는 중기~말기의 치매 환자에게는 거의 효과가 없다. 이들 약은 독성 단백질의 생성이나 대사에 영향을 미치지 않기 때문에 근본적인 원인 치료제는 아니며 초기 증세 치료에 주로 사용된다. 또한 말초 장기에 아세틸콜린이 축적되어 나타나는 구역질, 구토, 현기증 등의 부작용이 있다.

흥분신경전달물질인 글루탐산$^{Glutamic\ Acid}$이 많이 유리되어 나오면 신경세포를 과잉 흥분시켜 죽게 할 수 있으므로 이를 억제하는 메만틴^{Memantine}(나멘다)이 치매에 사용되고 있다. 그러나 이 또한 원인 치료제는 아니고 치매 초기 증세에 대해 약효는 크지 않기 때문에 1차 약으로 사용되기보다는 병용 약으로 사용되고 있다.

치매와 우울증은 깊은 관계가 있다. 노인성 우울증은 노인들에게 흔한 질병이고 기억력 장애, 집중력 저하 등 치매와 유사한 증상을 나타내기 때문에 치매로 오해받을 때가 많다. 치매로 병원을 찾는 노인 환자 10명 중 4명 정도가 치매가 아닌 노인성 우울증이다. 그러나 실제 알츠하이머 치매 환자의 40% 정도는 우울증 증세를 동반하며, 우울증이 있으면 지적 장애와 활동 장애가 더 심하게 나타나기 때문에 적절한 치료를 받을 필요가 있다.

우울증에는 플루옥세틴^{fluoxetine}(프로작)과 같은 특이세로토닌재흡수억제제$^{SSRI:\ Selective\ Serotonin\ Reuptake\ Inhibitor}$를 사용해서 치료하면 큰 도움이 된다. 알츠하이머 치매 환자들은 환상, 망상, 공격성, 불안 증세를 나타내는 경우도 많기 때문에 전문의의 치료를 받는 것이 좋다.

지난 20년간 치매 원인에 입각한 근본적 치료제 개발은 모두 실패하여 치매 치료제 개발이 얼마나 힘든지를 알 수 있다. 그러나 현재 치매 예방 백신 연구와 발병 원인에 입각한 치료제 개발 연구가 활발히 이루어지고 있으므로 머지않은 때에 좋은 결과가 있을 것으로 기대하고 있다.

치매 예방 건강기능 성분, BT-11

신경독 작용을 가진 베타와 C단 아밀로이드 단백질, 그리고 과인산화타우단백질 조각에 의해 일부의 신경세포가 망가져서 기능이 상실될 때 알츠하이머 치매가 발병된다. 이런 경우 기능이 남아 있는 신경세포가 독성 단백질에 의해 신경세포가 사멸되는 것을 막을 수 있다면 치매 증세의 일부를 완화시키거나 증세 악화를 어느 정도 지연시킬 수 있다.

저자는 우리나라 한방 천연물에서 분리 추출한 BT-11 성분이 치매에서 신경세포를 죽인다고 알려진 베타와 C단 아밀로이드 단백질의 생성과 독성을 저하시키고 기억력을 증가시키는 효능(Shin

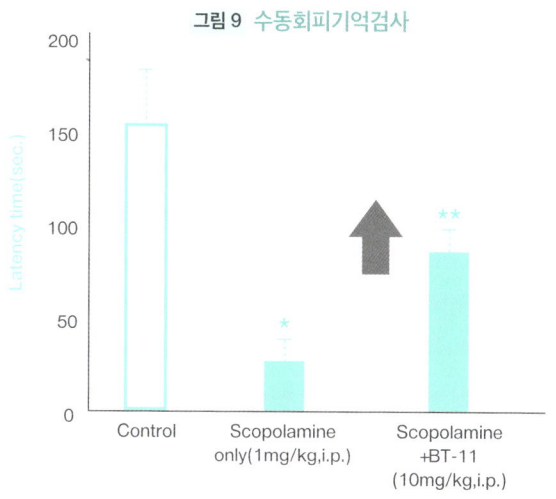

그림 9 수동회피기억검사

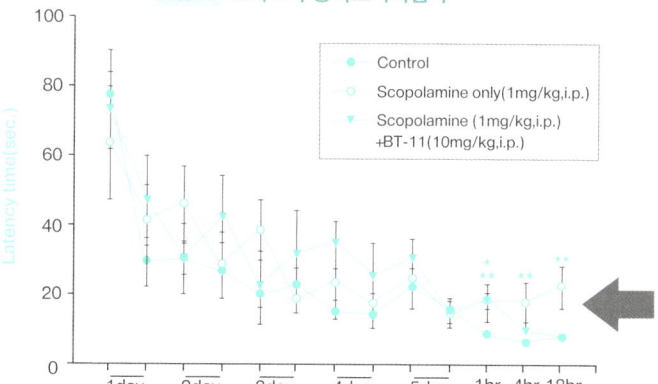

그림 10 모리스 수중미로기억검사

BT-11의 학습과 기억 상승 효과

BT-11은 수동회피기억검사에서 스코폴라민에 의해 저하된 기억을 증가시키며(위쪽 그림 화살표) 수중미로기억검사에서 짧은 시간에 플랫폼을 찾아가는 등 기억력 증진 효과를 가지고 있음이 밝혀졌다(아래쪽 그림 화살표), (Shin et al, 2002; Park et al 2002; JNR) et al, 2009: Park et al, 2002; JNR)을 가지고 있음을 네 편의 SCI급 국제 논문에 발표하였다. 그림9 이 BT-11 성분은 임상실험 결과 (Lee et al, 2009: Shin et al, 2009) 세계 최초의 기억력항진 건강기능성분으로 밝혀져 식약청의 허가를 받고 우리나라에서 시판되고 있다(Brain 300). 그림10

미래의 답은 줄기세포에 있다

해마는 사춘기가 다가올 즈음, 태어날 때보다 4배 정도 커지며 해마에 있는 신경세포들은 대부분 줄기세포에서 분열되어 나온 새로운 신경세포들로 교체된다. 이런 이유로 영유아 시기의 기억이 저장된 신경세포는 대부분 새로운 신경세포로 교체되기 때문에 기억이 회상되지 않는다. 최근 이들 신경줄기세포들을 분리 배양하여 신경세포가 광범위하게 파괴된 뇌 질환(뇌졸중, 치매 등) 치료를 위해 이식 목적으로 연구하고 있다.

최근 복부에서 추출한 지방줄기세포를 직접 치매가 발생한 뇌에 주입하거나 정맥 혈관을 통해 반복적으로 주입하면 치매 발생이 예방되거나 치료될 수 있다는 사실을 세계 처음으로 치매 모델 동물에서 본 저자가 국제학술지에 보고하였다. 그림11

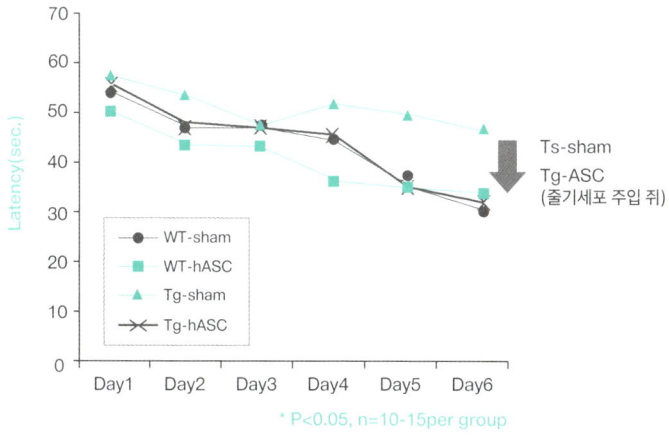

그림 11 지방줄기세포의 정맥 투여로 수중미로기억검사에서 기억력이 좋아지고 뇌 파괴가 줄었다. (Kim et al, 2012, PLoS ONE)

현재 임상시험을 준비 중이며 앞으로 치매 환자에게 면역 거부 반응 등의 부작용이 거의 없는 자가 지방줄기세포의 효과가 임상적으로 증명된다면 치매 치료와 예방에 큰 혁명이 일어날 것으로 전망하고 있다.

〈용의자 X의 헌신〉으로 유명한 추리소설 작가 히가시노 게이고의 작품 중 〈변신〉이라는 소설이 있다. 세계 최초로 뇌 이식 수술에 성공한 남자의 인격이 변해가는 이야기를 다룬 내용이다. 머지않은 미래에 뇌 질환의 치료를 위하여 다른 사람의 줄기세포가 광범위하게 사용될 날이 오면 이 소설 내용처럼 '내가 누구냐' 하는 인간 정체성의 문제가 제기될 수도 있지 않을까.

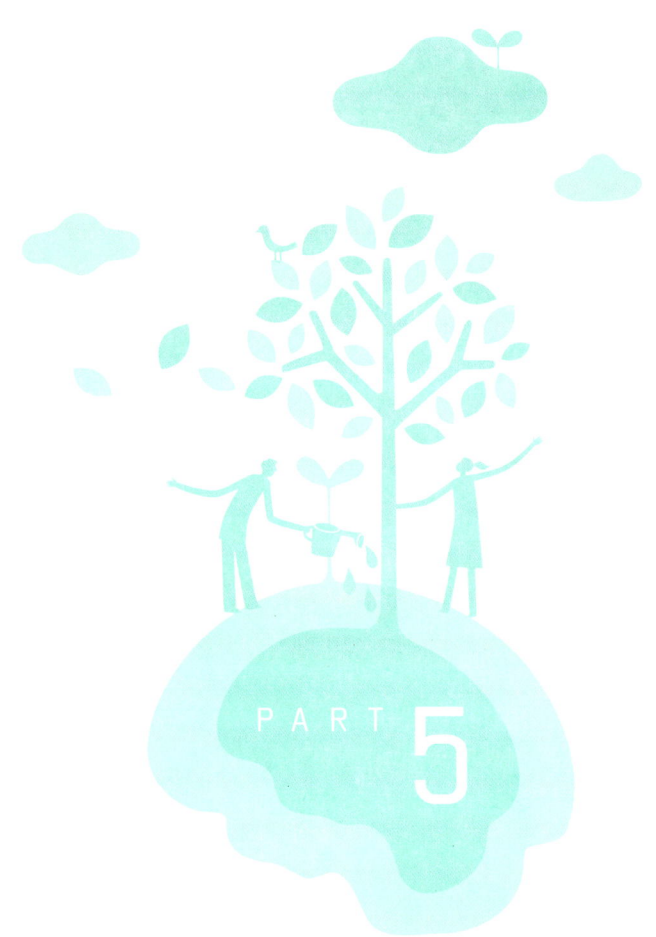

PART 5

치매 없이 젊게 사는
7가지 뇌 건강 습관

오늘도
"뇌활력 하셨습니까?"

기계나 근육이나 사용하지 않으면 녹이 슬기 시작한다. 뇌도 마찬가지다. 눈에 보이지 않기 때문에 더 많이 운동하고 관리해야 한다. 활력 넘치는 삶을 위해 꼭 필요한 뇌 건강 수칙을 알아보자.

1

다스려라

감정의 뇌를 다스려야
뇌가 장수한다

인간의 욕구를 담당하는 변연계

인간의 뇌는 크게 세 부분으로 나뉘는데 가장 밑바닥에 있는 뇌가 후뇌(뒤뇌)로 뇌줄기(뇌간)와 소뇌로 구성되어 있다. 후뇌는 호흡·심장 박동·혈압 조절 등과 같은 생명 유지에 필요한 기능을 담당하고 있어 '생명의 뇌', '파충류 뇌'라고 불린다. 두 번째 부위는 중뇌(중간뇌, 변연계)로 모든 정보를 위아래로 전달하는 정거장 역할을 하며 감정 기능을 담당하기 때문에 '감정의 뇌', '본능의 뇌'라고 불린다. 세 번째는 '이성의 뇌'라고 불리는 전뇌(앞뇌)로 대뇌피질부가 있는 곳이다. 전뇌는 가장 최근에 진화한 부위로 고도의 정신 기능과 창조 기능을 담당하고 있다.

이 중 두 번째 부위인 중뇌, 즉 변연계는 뇌줄기 바로 위 뇌의 중하부에 고리 모양으로 생긴 부위로 호두알만큼 작지만 인간의 행동과 생존에 매우 중요한 역할을 한다. 변연계는 '이성의 뇌'인 대뇌엽을 도와 생각과 감정의 조화 즉, 조현 기능을 하고(띠이랑), 기억을 저장하며(해마), 공포나 두려움과 같은 감정을 조절하고(편도핵), 생체의 환경을 호르몬을 통해 일정하게 유지하는 기능(시상하부, 뇌하수체)을 한다. 다시 말해 '이성의 뇌'를 도와 충동과 인지적 융통성을 조절하고 생각과 감정의 조화를 이루게 하는 것이다. 그 외에도 변연계는 체온, 수면, 음식 및 수분 섭취, 혈당 조절, 심박

동, 성 조절 기능이 있다. 그림 12

　변연계의 활동이 적을 때는 긍정적이고 낙관적인 마음 상태를 유지하지만, 변연계가 흥분하거나 과잉 활동할 때는 부정적인 마음 상태가 우세해진다. 조용한 음악 소리, 낙엽이나 눈 밟는 소리, 비 오는 소리, 시냇물 소리, 바람 소리, 파도 소리 같은 자연의 소리는 변연계를 은근하게 자극해서 마음을 긍정적이고 낙관적으로 만드나 시끄럽고 자극적인 소리, 감정적·폭력적·성적 언행은 변연계를 흥분시켜 폭력적·부정적·적대적 마음 상태를 만들게 된다.

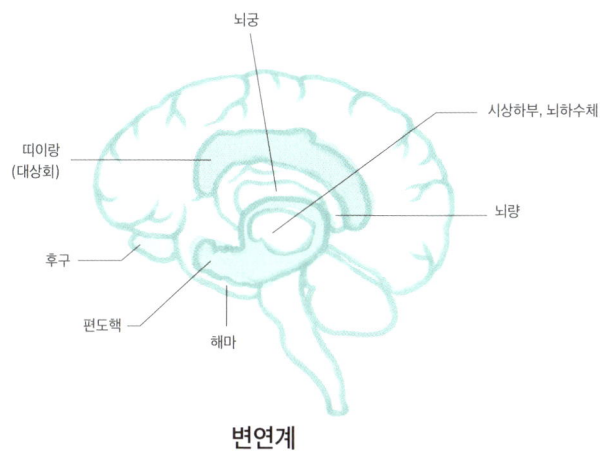

변연계

그림 12 　변연계는 뇌량(좌·우뇌를 연결하는 다리)을 둘러싸고 있으며 충동과 인지적 융통성을 조절하는 띠이랑(대상회), 기억을 담당하는 해마, 정서적 기억을 담당하는 편도, 호르몬 조절부인 시상하부와 뇌하수체, 후각을 담당하고 있는 후구로 구성된다.

따라서 변연계가 지나치게 자극받아 활동적이 되면 마음은 부정적인 상태가 되기 쉬우며 계속해서 부정적인 생각을 자동적으로 반복한다. 이를 '자동적인 부정적 사고 Automatic Negative Thoughts'라고 하는데, 자신은 물론 주위 상황과 미래를 불안하고 비관적으로 바라보기 때문에 현재에서 뭔가 만족스럽지 못한 것을 자꾸 찾아내려고 한다.

때문에 변연계가 흥분되어 감정적이고 부정적인 상태에 있는 사람과 대화를 나누면 그 내용이 긍정적이라 하더라도 부정적인 방식으로 대화를 나누게 될 가능성이 많다. 반면 변연계가 적절히 기능하고 있을 때는 긍정적으로 대화하게 된다.

감정과 정서는 사람을 도전적으로 행동하도록 만들 수도 있고 회피하도록 만들 수도 있기 때문에 살아가는 데 아주 중요하다. 즉 사고와 동기, 추진력에 영향을 미치는 것이다. 사고와 동기, 추진력은 하루를 시작하도록 해주고 일을 할 수 있도록 기운을 북돋아주지만, 변연계의 과잉 활동은 동기와 추진력을 감소시켜 우울증에 걸린 사람과 같은 모습을 보인다.

변연계의 역할 중 중요한 또 하나는 수면과 성욕, 식욕 주기이다. 변연계 중 시상하부는 이러한 생존 본능을 조절하는 곳으로 수면과 성욕, 식욕은 적절한 체내 환경을 유지해주고 행동을 수행하는 데 필수적이다. 또한 유대 관계 형성에도 중요한 연관이 있어 변연계가 망가지면 동물들은 자신의 새끼들과 적절한 유대 관계를 맺지 못해 새끼에게 먹이를 주거나 양육하지 않는다. 인간은 사회적 동물로 긍정적인 사고 방식으로 사람들과 유대관계를 맺는 것이 중요함으로 변연계에 이상이 생기지 않도록 각별히 주의를 기울여야 한다.

남성이 여성보다 더 폭력적인 이유

변연계는 직접적으로 후각 기능과 교감하고 있다. 후각은 다섯 가지 감각 기능(시각, 청각, 촉각, 미각, 후각) 중 후구를 통해 뇌로 직접 정보를 전달하여 처리하는 유일한 감각 기능이다. 나머지 다른 감각 정보는 뇌에 있는 중계소를 거쳐 최종 목적지로 전달되지만 후각은 직접적으로 변연계로 전달되기 때문에 냄새는 정서 상태에 큰 영향을 미친다. 향기로운 냄새는 유쾌한 기분을 유발하여 일의 능률을 증대시키고 사람들을 매혹시킬 수 있으나, 불쾌한 냄새는 사람들에게 혐오감을 주고 일의 능률도 떨어뜨린다. 향수 산업이 크게 발전할 수밖에 없는 이유가 바로 여기에 있다.

일반적으로 여성은 남성보다 더 큰 변연계를 가지고 있기 때문에 더 감성적이고, 다른 사람과 유대관계를 맺고 유지하는 능력이 뛰어나다. 여성이 주로 아이들을 키우게 되는 이유가 여기에 있다. 또한 여성은 최근에 진화한 변연계인 띠이랑(대상회) 부위가 남성보다 더 발달되어 있어 미세한 감정 표현과 정서 표현에 더 능하나, 남성은 폭력적 행동과 관련이 있는 오래된 변연계가 더 발달해 있어 쉽게 폭력적 언행을 하게 된다.

여성은 남성보다 더 민감한 후각을 지녔는데, 이것은 어미가 자식을 잘 키우기 위한 진화적 필요에 의해 발달되었을 가능성이 크다. 하지만 변연계가 더 크다는 것은 여성이 사춘기, 월경 시작, 출산 후, 폐경기와 같은 호르몬의 변화 시기에 감정이 민감해지기 때문에 우울증에는 더 취약한 단점이 있다.

변연계가 활력을 잃으면 우울증에 걸린다

변연계 중 시상하부는 우리의 정서 상태를 이완이나 긴장으로 변환시키는 기능을 담당한다. 시상하부 앞쪽 영역은 부교감신경계를 통하여 신체에 '진정'하라는 신호를 보내나 시상하부 뒤쪽 영역은 교감신경계를 통하여 '흥분'을 일으키거나 '두려움'을 유발하는 신호를 보낸다. 그렇기 때문에 시상하부 뒤쪽 영역은 우리가 위협받거나 두려움을 느낄 때 싸우거나 도망갈 준비를 하도록 하는 반사적이고 원초적인 기능을 담당한다. 싸우거나 도망가기 위해 심장이 더 빠르게 뛰어 호흡과 혈압이 증가하고, 손발에서 대근육으로 혈액이 이동한다. 그리고 더 잘 보기 위해 동공은 팽창한다.

변연계, 특히 '이성의 뇌'와 '감정의 뇌'가 교차하는 띠이랑 부위에서는 이러한 정서 반응이 강력하고 반사적으로 일어난다. 전전두엽피질(전두엽의 맨앞머리)과 밀접하게 연결되어 있기 때문에 연상피질에서 담당하는 합리적 사고에 크게 영향을 미친다. 띠이랑 부위가 발달하면 사고와 감정이 조화를 잘 이루지만 그렇지 못한 경우 여러 가지 정신장애(조현병: 과거에는 정신분열병으로 불림, 우울증, ADHD 등)가 생긴다. 다시 말해 우울증과 변연계 활동의 증가 그리고 전전두엽피질의 활동 간에는 상관관계가 있는 것이다.

다양한 스트레스를 받고 있는 중년들은 변연계가 적절한 자극을 받지 못하거나 과도한 자극을 받아 매사에 부정적이고 적대적이며 우울한 기분에 빠지기 쉽다. 게다가 동기 부여가 떨어져 추진력이 약하고 성취가 떨어지는 악순환이 되풀이 되며, 치매 위험이 크게 증가한다.

좋은 자극에 노출된 뇌는 성장한다

인간의 뇌는 외부 자극에 민감하게 반응하며 이에 따라 기능이 좋아지기도 나빠지기도 한다. 저자의 연구실에서는 환경적 영향이 뇌 활성에 미치는 효과를 알아보기 위하여 생쥐를 이용해 실험을 했다. 첫 번째 집단은 쥐를 풍족한 환경 즉, 넓은 공간에서 장난감을 가지고 놀게 하고, 두 번째 집단은 좁은 방에서 놀게 하며 다양한 스트레스(부동 스트레스, 강제 수영 등) 환경에 노출하였다.

첫 번째 집단, 즉 풍족한 환경에서 지낸 쥐들은 분열하는 줄기세포의 수와 뇌유래 신경성장인자의 함량이 증가하였을 뿐만 아니라

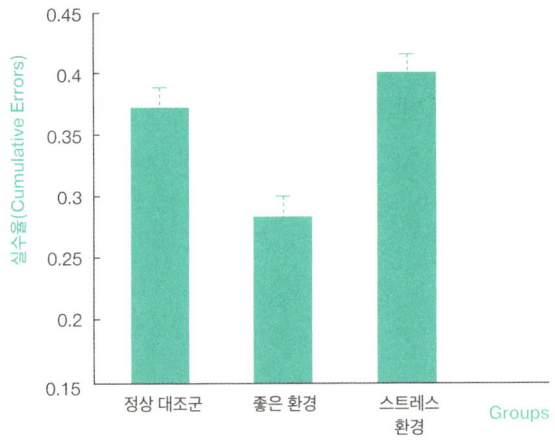

그림 13 풍족한 환경은 기억력을 증가 시키고(실수율 감소), 스트레스는 기억력을 감퇴 시킨다(실수율 증가).(Koo et al, 2003, FASEB)

파괴되는 신경세포의 수가 적어지고 좋은 기억력이 좋아졌다. 반면 두 번째 집단, 스트레스 환경에서 지낸 쥐들은 신경세포가 파괴되는 것이 증가하였고, 분열하는 줄기세포의 수와 뇌유래 신경성장인자가 줄어들며, 기억력이 저하되었다. 그림 13

나이가 들면 누구라도 젊을 때만큼 활동적으로 움직이거나 강한 의지를 갖기 어렵다. 그렇다고 해서 매일 같은 생활 패턴을 반복하면 확실히 뇌는 노화한다. 적절한 자극이 있는 환경이 뇌를 성장시킨다는 사실을 잊지 말고 끊임없이 뇌에 자극을 주어 개발해야 한다.

2

배워라

죽을 때까지 익혀라

좌·우뇌 중 한쪽만 사용하면 뇌 질환에 걸리기 쉽다

좌뇌와 우뇌는 원칙적으로 같은 기능을 담당하고 있으나 좌뇌는 보다 논리적, 분석적, 언어적 그리고 계산적이며, 우뇌는 보다 이미지적, 예술적, 감성적이다. 따라서 좌뇌는 '이성의 뇌', 우뇌는 '감성의 뇌'라 부르며 뇌의 다리인 뇌량에 의해 연결되어 상호보완적으로 작용하고 있다. **그림 14** 따라서 좌뇌와 우뇌를 같이 조화롭게 사용하는 것이 뇌 발달에 좋다.

최근 미국에서는 뇌를 균형 있게 쓰는 훈련을 함으로써 마음과 육체의 병을 치료하는 방법이 시도되고 있다. 사람들은 직업이나 성격에 따라 한쪽 뇌만 사용하는 경향이 강하다. 뇌의 편중 사용은 몸의 회복 능력과 균형감을 파괴해 두통, 피로, 불면을 불러일으킨다.

좌뇌를 지나치게 써서 세금을 정산하는 시기만 되면 두통과 턱의 통증, 감기 등에 시달리는 30대 초반의 경리 담당 환자에게 의사는 취미 요법을 썼다. 의사는 이 환자가 한때 가수가 되려고 음악을 공부했다는 사실을 알고 우뇌를 자극하기 위해 음악 처방을 내렸다. 환자가 기타와 피아노 등을 연주하는 취미를 갖게 되자 세금을 정산하는 기간에도 고통에 시달리지 않았다고 한다. 또한 아이들에게 시달리면서 신경질과 짜증을 많이 내는 여성에게 자신의 감정에 대해 이야기를 많이 하고, 자신의 문제를 글로 정리하며,

책과 신문을 많이 읽는 등 좌뇌를 많이 쓰도록 하자 질병이 치료되었다.

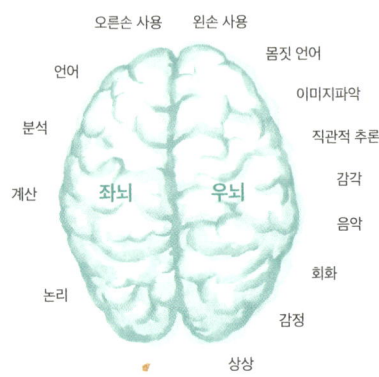

그림 14 좌·우뇌 기능

좌뇌 특성	우뇌 특성
주지적이다.	직관적·감성적이다.
언어로 표현하는 것을 잘 이해하며 언어적인 지시와 설명에 잘 반응한다.	언어보다 시범, 도해 기타 상징적인 지시에 더 잘 반응하며 몸짓 언어를 잘 이해한다.
문제를 부분적으로 나누어 순서에 따라 이론적으로 해결해 간다.	전체적인 패턴을 보고 예감이나 육감으로 해결해 간다.
객관적으로 판단하며 논리적인 문제 해결을 좋아한다.	주관적으로 판단하며 직관적인 문제 해결을 좋아한다.
확실한 정보를 좋아한다.	확실하지 않은 정보를 좋아한다.
분석적으로 독서한다.	전체적·통합적으로 독서한다.
사고와 기억 활동에서 주로 언어에 의존한다.	주로 심상에 의존한다.
말하고 글 쓰는 것을 좋아한다.	그림 그리기나 조작하기를 좋아한다.
주의 깊게 계획된 연구나 작업을 좋아한다.	자유개방적인 연구나 작업을 좋아한다.
선택형 문답을 좋아한다.	주관식 문답을 좋아한다.
감정을 쉽게 자제한다.	감정 표현을 쉽게 한다.
직설법을 좋아한다.	은유법을 좋아한다.
이름을 잘 파악한다.	얼굴을 잘 파악한다.

표 2 좌·우뇌의 인지 특성

건강의 열쇠는 우뇌가 쥐고 있다

뇌를 100% 활용하기 위해서는 좌뇌와 우뇌를 균형적으로 발달시키는 전뇌 교육이 필요하다. 그러나 우리가 지금까지 접해온 교육은 주로 암기 위주로 좌뇌 기능 발달과 관련되어 있다. 다시 말해 우리나라는 반뇌 교육만 하고 있는 셈이다. 따라서 그동안 소홀했던 우뇌를 적극적으로 개발할 필요가 있다. 다음은 우뇌를 효과적으로 훈련하는 방법이다.

좌우 신체를 골고루 사용한다 | 손가락을 정밀하게, 많이 사용하며 좌우 신체를 골고루 사용하도록 노력하는 것이 좋다. 90% 이상의 사람들은 좌뇌를 주로 사용하는 오른손잡이이기 때문에 왼손을 사용하면 우뇌가 자극되어 발달하게 된다. 예를 들어 글을 쓰거나 그림을 그릴 때, 또한 물건을 잡을 때 왼손을 사용하는 훈련을 한다든지, 왼발로 공을 차는 연습을 하는 것 등은 우뇌를 발달시키는 데 많은 도움이 된다.

비논리적인 상상이나 공상 훈련을 해본다 | 때로는 만화에서나 볼 수 있는 상상이나 공상을 해보는 것도 도움이 된다. 논리를 따지지 말고 현재의 지식을 뛰어넘는 사고의 비상을 자주 시도

해본다.

감각 훈련을 해본다 | 상대방과 이야기할 때 논리적인 흐름에만 신경 쓰지 말고 색·공간·향기·감정 등에 주의를 기울이는 훈련을 해보자. 그 사람의 사고방식을 이해할 수 있고 우뇌 발달에 좋다. 하버드대학의 심리학자 로젠탈 교수는 표정을 잘 읽는 사람이 사회에서 성공할 확률이 높다는 연구 결과를 내놓았다. 상대방의 표정을 읽고 그 사람의 기분, 감정 상태, 성격 등을 파악하면 사회생활에 큰 도움이 될 것이다. 우뇌를 더 잘 사용하는 여성이 좌뇌를 더 많이 사용하는 남성보다 표정과 감정 파악에는 우수하지만 논리에는 약하기 때문에 남편은 아내에게 말도 안 되는 소리(논리에 맞지 않는 소리) 하지 말라고 핀잔을 주는 때가 많다. 일반적으로 IQ가 우수한 사람은 입사 시험에, EQ가 우수한 사람은 승진에 유리하다고 할 수 있다.

음악이나 미술 감상에 시간을 투자한다 | 물질 만능의 현대 사회에서는 비논리적이고 감정적인 측면이 곧잘 무시되곤 한다. 이런 점을 보충하기 위해 우뇌를 주로 쓰는 예술 쪽에 취미를 갖도록 시간을 투자해보자. 청각과 시각을 자극하는 음악과 미술은 마음을 정화시켜주고 우뇌를 발달시켜 준다.

요리를 하고 미식가가 되어 본다 | 요리는 오감(시각·청각·후각·미각·촉각)을 총동원하여 우뇌를 훈련시키는 좋은 자극법이다. 무슨 음식을 어떻게 만들까 궁리할 때 종합적이고 공간적인 작용을 하는 우뇌를 많이 사용한다. 또한 실제 요리하는 과정에서 '뇌의 안테나'인 손끝을 많이 써 사용하고, 요리가 완성된 후 만든 음식의 냄새를 맡고(후각), 맛있게 먹으면서(미각), 즐거운 대화를 나누는(청각) 동안 우뇌는 더욱 단련된다.

쇼핑을 즐겨본다 | 각종 상품이 다양하게 진열된 백화점이나 시장에서 아이쇼핑을 즐겨보자. 물건을 구경하기 위해 걸으면 자연스럽게 운동이 되며 더불어 서점에 들러 책을 보고(시각), 음반 가게에 들러 음악을 듣고(청각), 향수 가게에서 냄새를 맡고(후각), 음식점에 들러 음식을 먹고(미각·후각), 장난감 가게에 들러 퍼즐이나 장난감을 만져보는(촉각·시각) 등 다양하게 오감을 자극하여 우뇌를 활성화시킬 수 있다. 그리고 더 나아가 눈을 감고 다른 감각을 이용하여 물건을 맞춰보는 것도 쇼핑하며 할 수 있는 좋은 우뇌 훈련법이다.

그림을 거꾸로 놓거나 거울에 비친 그림을 감상하고 그려본다 | 그림을 똑바로 놓고 감상하거나 그림을 그리면 뇌는 기존의 정

보(경험)로 그림을 바라보기 때문에 주의 깊게 관찰하지 않는다. 하지만 그림을 거꾸로 놓거나 반전시키면, 처음 접하는 정보라고 착각하여 주의 깊게 관찰하며 그림을 그리게 되어 우뇌를 자극하게 된다.

이미지를 그려본다 | 우뇌의 중요 기능인 '패턴 인식력'은 반복적인 훈련으로 단련할 수 있다. 비행기 조종실에는 눈이 어지러울 정도로 많은 복잡한 계기와 스위치가 있다. 보통 사람들은 조종사들이 그 계기에 집중한 채 스위치를 만지고 있을 거라고 생각하지만, 실상은 그렇지 않다. 아무리 고도의 훈련을 쌓은 조종사라도 그건 불가능하다. 사실은 계기 전체를 이미지에 의한 패턴 인식 방법으로 본다. 현관에 놓여 있던 화분이 바뀌었다는 것을 빨리 알아채는 사람은 패턴 인식력이 발달된 사람이지만, 그 사실을 알려줄 때까지 알아채지 못하는 사람은 그렇지 못한 사람이다. 패턴 인식력을 높이기 위해서는 방 안을 어둡게 해놓고 의자나 책상이 있는 곳을 떠올리면서 걸어보거나, 종이접기를 하면서 도형을 여러 가지로 조합하여 어떤 모양이 나올지 머릿속에 그려보는 것도 좋은 훈련법이다.

신체 나이와 뇌의 나이는 비례하지 않는다

무언가를 배우려고 해도 기억력이나 집중력이 예전 같지 않고 반응 속도가 느려 민첩하지 못하다는 것은 변명이다.

나이를 먹는 것만으로 늙는 것이 아니라 이상과 열정을 잃어버릴 때 뇌는 늙어간다. 2013년 켄터키대학 연구팀은 2개 국어를 사용하는 노인이 색깔과 형태를 구별하는 것이 더 빠르고 주의력 변환 과제도 더 잘 수용하는 것으로 보고하였다. 또한 이들의 뇌 영상을 촬영한 결과 모국어만 사용하는 노인의 뇌는 과제를 마무리하기 위해 더 많은 일을 하는 반면, 2개 국어를 사용하는 노인의 뇌는 젊은이의 뇌처럼 효율적으로 과제를 수행하는 것을 발견하였다. 뇌의 신경세포는 정보를 전달하는 기능을 하는데 자극이 가해지지 않으면 자신이 필요 없다고 인식해 그 순간부터 정보 전달을 위한 시냅스 회로를 없애고 죽어버린다. 반대로 자극이 가해지면 시냅스 회로를 새로 만들어 정보 전달을 위해 뇌를 활발하게 움직인다. 그러므로 설사 치매에 의해 뇌신경세포가 상당 부분 죽는다 해도 남아 있는 신경세포의 회로가 발달하면 망가진 뇌 기능의 일부를 대신하여 기억 기능, 인지 기능 등의 소실이 잘 나타나지 않아 상당 기간 치매 발병이 지연될 수 있다.

다시 말해 우리 뇌의 신경세포는 고령이라 하더라도 신선한 자극이 있는 한 끊임없이 스스로를 창조하지만, 자극 없이 소극적으로 게으르게 지내면 젊은이의 뇌라 할지라도 위축되고 빨리 늙는다.

뇌는 매일 신선한 자극을 필요로 한다

교육 수준이 높고 머리를 많이 쓰는 사람일수록 치매가 늦게 오거나 아주 경미하게 나타난다. 반면 교육 수준이 낮거나 머리를 잘 쓰지 않는 사람일수록 치매 증세가 빨리 나타나거나 뇌 기능의 장애가 더 심하게 나타난다.

한국직업능력개발원이 2013년 실시한 국제 성인역량조사의 데이터에 따라 OECD 23개국간의 학습전략 수준을 비교했을 때 한국은 5점 만점에 평균 2.9점으로 꼴찌를 기록했다. 새로운 것에 도전하려고 할 때 한국의 중년들은 '이 나이가 돼서'라든지 '늙은이 주제를 모르는 짓'이라며 꺼린다. 하지만 40~50대에 적극적으로 공부를 시작하는 것이 뇌활력을 위한 최선의 방법이다. 전혀 모르는 중국어에 도전하거나 옛날에 너무 못해서 포기했던 영어라든지, 동경했던 악기를 배우는 것도 좋다. 경험해보지 못한 새로운 것에 도전할 때 우리의 뇌는 집중하고 다시 깨어난다.

더 나아가 젊은이들이 즐기는 것을 해보는 것도 좋다. 아이들과 함께 게임에 도전하거나 새로운 게임을 만들어보면 뇌가 신선한 자극을 받는다. 새로운 일을 시작하면 우리의 뇌는 지금까지 사용하지 않았던 부분을 사용할 수밖에 없다. 내버려두었던 부분을 건드리면 불모지를 개간하듯 신경세포에 새로운 가지가 돋아나고 회로가 생기며 뇌의 젊음도 유지된다. 그러므로 우선은 나이 생각을 버리고 활기차게, 호기심을 가지고 시작하는 것이 중요하다. 어떤 일이든 새로운 것에 도전하는 것은 상당한 용기가 필요하다. 그러나 일단 용기를 내어 실천하면 지금까지 자신이 알지 못했던 세계에 뛰어드는 것이 젊음을 되찾는 최고의 비결이라는 것을 깨닫게 될 것이다.

좌뇌와 우뇌를 모두 사용해 책을 읽자

뇌를 근육처럼 강화시키기 위해서는 지적 훈련, 특히 책을 읽는 것이 중요하다. 책을 눈으로만 읽을 때는 책의 내용이 눈 속의 망막을 통해 뒤통수엽(후두엽)을 거쳐 다른 대뇌연상피질로 가서 이해하고 생각하게 된다. 그러나 소리 내어 책을 읽으면 소리가 고막을 통해 청각중추로 가고 좌뇌에 있는 언어중추가 부수적으로 자극을 받아 눈으로만 읽을 때보다 뇌가 더 많이 활성화된다.

좌뇌 독서법은 첫 글자부터 차근차근 읽어 책 속의 문자를 일일이 따지고 분석하며 의미를 이해한다. 반면 우뇌 독서법은 행 중앙에 시점을 고정하고 문장 전체를 이미지로 인식한다. 때에 따라 좌뇌 독서보다 사진을 찍듯 시야에 들어 온 문장 전체를 빠르게 읽어 내는 우뇌 독서법이 더 효율적일 수 있다. 우뇌 독서법은 처음에는 익숙하지 않겠지만 반복하다 보면 큰 도움이 된다. 가장 좋은 독서법은 전체 의미를 대충 파악한 다음 좌뇌를 이용해 소리 내어 읽고 세세한 분석하는 것이다.

타이핑을 할 때도 자판을 일일이 보지 않고 치면 우뇌가 자극을 받아 눈으로 보며 타이핑할 때보다 속도가 몇 배 더 빠르다. 마찬가지로 우뇌를 활용해 독서를 하면 읽는 속도도 빠를 뿐만 아니라 세부적인 내용을 파악하기 전에 전체적으로 꿰뚫게 되므로 그만큼 더욱 쉽고 정확하게 이해할 수 있다. 따라서 우뇌 독서법으로 먼저 대강의 내용을 파악한 후 좌뇌 독서법으로 분석하는 것이 전뇌를 함께 자극하는 좋은 독서법이다.

뇌도 근육처럼 키울 수 있다

재미있는 글을 읽으면 기분이 좋아지면서 양쪽 뇌가 더 활발하게 움직이기 때문에 집중력과 기억력이 좋아진다. 그러나 지루한 글을 읽을 때는 뇌 일부만을 사용해 문장을 이해하기 때문에 집중력이 떨어진다. 마찬가지로 '감정의 뇌'를 만족시켜 주지 않고 '이성의 뇌'만 혹사시켜 억지로 받아들이게 하면 교육의 효과가 반감된다.

일의 효율을 높이려면 반쪽 뇌가 아닌 양쪽 뇌가 서로 원활히 움직이도록 해야 한다. 뇌도 근육처럼 자극을 받아 성장한다. 즉 신경세포도 근육처럼 커지는 것이다.

우울하거나 기분이 저하되어 있을 때보다 즐겁고 명랑하면 지적 두뇌 능력이 우수해진다. 즐겁고 명랑한 감정은 학습과 기억 작용을 항진시킨다는 보고가 많다. 특히 복잡한 문제를 해결하는 능력

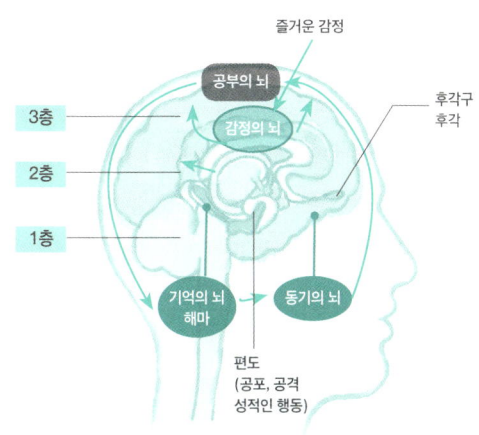

그림 15 재미있는 글을 읽었을 때 뇌의 활성화

에 있어서 명랑한 사람이 우울한 사람보다 훨씬 탁월한 능력을 보인다.

따라서 재미없고 딱딱한 글을 읽을 때보다 재미있는 글을 읽을 때, 그림 15 에서 보는 바와 같이 기분이 명랑해져 2층에 있는 감정의 뇌가 활성화되고, 3층에 있는 공부의 뇌, 특히 창의성과 인성, 도덕성을 주로 담당하는 전두엽으로 가는 회로가 막힘없이 원활히 활성화되어 지적·창의적 활동이 극대화된다. 더불어 감정의 뇌 밑에 있는 기억의 뇌인 해마가 활성화되어 기억력도 증가되고, 해마 앞쪽의 전두엽 하부에 있는 '동기의 뇌'도 자극을 받아 동기 부여가 증가되고, 창의 및 정신 기능이 최고로 발휘된다.

3

움직여라

상전보다 머슴이 되어라

손이 발달할수록 뇌는 더 건강하다

얼마 전 미국에서 〈더 핸드〉란 책이 발간돼 화제가 되었다. 이 책을 쓴 캘리포니아대학교 의과대학의 신경생리학자인 프랭크 윌슨 교수는 '진정한 지식은 순수한 사고에서 오는 것이 아니라 외부 세계와의 적극적인 교감, 즉 행동과 감성의 결합에 의해 만들어진다'라고 강조한다. 따라서 손으로 자꾸 만지고 조작하는 기회가 많아지도록 교육 환경을 개선해야 한다는 것이 그의 결론이다.

윌슨 교수는 손에 장애가 생긴 음악가들을 치료하면서 예술가의 손은 감성 그 자체라는 것을 알게 됐다. 그의 말에 따르면 손은 뇌의 계획과 프로그램에 따라 단순히 수동적으로만 움직이는 존재가 아니라 적극적으로 집어 들고, 찌르고, 쥐어짜고, 만져보고, 구별하고, 밀치는 등의 행동을 한다. 이런 다양한 행동으로 터득하게 된 손의 감각이 뇌의 정교한 신경망을 창조해 낸다는 것이다. 눈과 입도 많은 양의 감각을 뇌로 전달하지만 수동적일 뿐이다. 5개의 손가락이 서로 협력해 움직이는 활동은 수학자들조

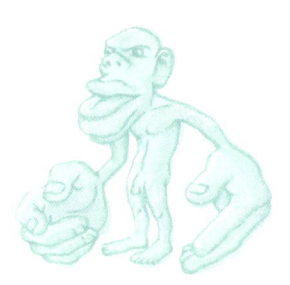

호몬쿨루스 Humunculus

그림 16 신체 부위를 지배하는 뇌의 크기에 따라 그림을 그리면 손과 입 그리고 혀가 크고 몸통은 아주 작은 부분을 차지하게 된다.

차 도저히 해석할 수 없을 정도로 복잡하다. 손은 '제2의 뇌'이기 때문에 손의 기능 발달이 뇌의 발달과 직결된다고 할 수 있다.

또한 우리가 손으로 하는 동작은 인간을 인간답게 한 '말'의 모태로, 손으로 어떤 것을 가리키면서 언어가 발달하기 시작했다고 말한다. 한 가지 예로 화가 났을 때 탁자를 치는 것은 지금도 가장 빠른 의사소통 수단이다. 사람에게는 이런 손동작이 생후 14개월이 되면 나타나지만 침팬지에게는 없다. 정치인들의 손동작도 훌륭한 언변 이상의 효과를 낸다. 외국어를 전혀 모르는 사람이 해외여행을 해도 별 무리가 없는 것은 보디랭귀지를 구사하기 때문이다. 게다가 이런 손동작은 기억을 떠올리게 하는 구실을 한다. 손동작은 단순히 의미를 전달하는 시각 언어가 아니라 어휘 기억장치의 문을 여는 열쇠인 것이다.

최근 발표된 한 연구에서 보면 손을 움직이지 않도록 막대를 꼭 잡고 있는 피험자들에게 단어를 찾는 퀴즈를 내자 손을 자유롭게 쓸 수 있었을 때보다 정답을 덜 맞추거나 시간이 더 걸린 것으로 나타났다.

호두알을 손에 쥐고 움직이는 것처럼 단순히 손을 움직이면 뇌의 운동중추 중 손을 관할하는 뇌 부위만 움직인다. 그리고 종이접기, 도형 맞추기 등과 같이 조금 더 정밀하게 움직이면 조금 더 넓은 부위가 자극을 받는다. 손, 발, 몸을 열심히 움직이며 신체 활동을 유지하는 것은 뇌활력에 무척 중요하다. 뜨개질, 그림 그리기, 악기 연주, 타이핑, 요리 등 손을 다양하게 이용하여 오감을 작동시키면 상전보다는 머슴이 장수하는 것처럼, 부지런한 사람은 치매에 걸리지 않고 장수한다.

운동은 가장 좋은 '천연 항우울제'다

운동을 하면 신체가 활성화되어 건강해지고 뇌의 운동중추와 감각중추가 자극을 받아 뇌로 들어가는 혈류량이 증가해 뇌 기능이 활성화되는 이중의 효과가 있다. 뇌 기능을 활성화시키면 신경전달물질의 기능 저하로 생기는 우울증을 예방할 수 있어 운동은 자연이 주는 가장 좋은 '천연 항우울제'로 알려져 있다. 이뿐만 아니라 정기적으로 운동을 하면 뇌와 호르몬 시스템, 면역계에 이르기까지 스트레스가 미치는 악영향을 막아 건강해지고 장수하게 된다.

2011년 미국 국립암센터에서 65만 명을 상대로 조사 연구한 6편의 논문을 종합 분석한 결과에 따르면 약간 빠른 걸음으로 주 1시간 정도 걸으면 1.8년, 주 2~5시간 정도 걸으면 3.4년, 주 5~7시간 걸으면 4.5년 수명이 증가한다고 한다.

미국 러시대 연구팀은 80세 이상 1,000명의 팔다리 근력을 조사 연구해보니 근력이 좋은 상위 10% 그룹이 하위 10% 그룹보다 치매 발병 위험이 60% 감소한다는 사실을 보고하였다. 그리고 미국의 스미스 박사 팀은 치매 환자 126명, 정상인 247명에 대해 현재까지의 운동력을 조사해 신체 운동이 적었던 군이 많았던 군에 비해 알츠하이머 치매 발병률이 약 3.5배 높았다는 것을 밝혀냈다. 이 연구는 특히 운동의 영향을 최초로 분석 조사한 것으로 운동이 치매를 완전하게 예방할 수는 없지만 발병을 지연시킴으로써 치매 유병률을 현저하게 줄이는 것이 가능하다는 것을 보여준다.

콜로라도대학 힌드 박사는 4주 동안 수레바퀴를 돌리는 운동을 한 쥐에게 90분간 스트레스에 노출시켰다. 그리고 뇌에서 스트레스에 반응하는 부위에서 나오는 포스^{Fos} 단백질량을 측정하였다. 실험 결과 스트레스를 받기 전에 수레바퀴를 돌린 쥐는 전두엽, 편도핵, 격막에서 스트레스 관련 단백질량이 적었고, 정기적으로 운동을 한 쥐는 운동을 하지 않은 쥐보다 스트레스를 받을 때 노르에피네프린^{Norepinephrine}(교감신경계 조절 신경전달물질)을 적게 유리하였다. 즉 과도한 스트레스를 받을 때는 노르에피네프린, 에피네프린이 많이 나와 고혈압, 심장병, 당뇨병 등을 야기하며, 운동을 하면 스트레스 방어 능력이 높아져 스트레스 물질인 노르에피네프린이 적게 나온다는 것이다.

또 운동과 스트레스에 관한 재미있는 실험이 있다. 정기적으로 운동을 한 쥐에게 스트레스를 주고 대장균에 감염시키면 백혈구가 감염 부위로 훨씬 더 많이 이동해서 치료가 더 빠른 것으로 나타났다. 스트레스는 세포 분열을 억제하고 염증을 일으키는 사이토카인 생성과 유리를 증가시키는데, 운동을 한 쥐는 이러한 스트레스 반응이 적게 나타났다. 즉 정기적인 운동이 뇌에서 세포 각각에 이르기까지 스트레스에 의한 영향을 줄이는 데 아주 중요하다는 것이다.

그렇다면 운동을 하는 것과 담배를 피우지 않는 것, 어느 쪽이 더 뇌활력에 도움이 될까? 결론적으로는 운동이다. 최근 운동을 하지 않는 것이 담배를 피우는 것보다 몸에 더 해롭고, 적당한 운동을 하면 흡연자도 비흡연자만큼 건강해질 수 있다는 의학 보고서가 나와 눈길을 끌고 있다. 미국 외과의사학회는 담배를 피우는 사람과 고혈압 환자, 그리고 혈중 콜레스테롤 수치가 정상인보다 높은 사람들도 일정한 운동을 지속적으로 할 경우 운동을 하지 않는 비흡연자보다 더 오래 살 수 있다는 연구 결과를 발표했다. 또한 흡연 습관, 고혈압 등 건강 위험 요소가 있는 사람도 적절한 운동을 하면 건강 위험 요소를 갖고 있지 않은 비흡연자이지만 운동을 하지 않는 사람보다 오히려 15% 가량 사망률이 낮은 것으로 나타났다.

그러므로 하루 30분 일주일에 3~4회 정도 어느 곳에서나 할 수 있는 부담 없는 운동을 하자. 평소 연습이나 준비 없이 뛰는 것은 심장에 부담을 줘서 위험할 수 있으므로 뛰는 것보다는 빠르게 걷는 것이 좋다. 걷기나 달리기 같은 체중부하 운동은 치매뿐만 아니라 노인들에게 잘 생기는 골다공증에도 효과적이다.

자연에는 뇌에 이로운 물질이 많다

숲 속을 거닐면 나무에서 피톤치드^{Phytoncide}(식물 살균력)가 나와서 사회생활에서 받은 다양한 스트레스가 완화되고, 유해물질이 중화되어 우리의 뇌를 진정시켜주고 심폐 기능이 강화되는 것으로 알려져 있다. 일반적으로 침엽수는 1ha당 4kg의 피톤치드가, 활엽수는 2kg의 피톤치드가 나온다. 피톤치드는 오후보다 오전에 더 많이 나오므로 오전 중 산책이 뇌에 더 좋은 영향을 미친다. 또 숲 속에서는 폭포, 시냇물, 나무 등지에서 음이온이 많이 나올 뿐만 아니라 시끄러운 고음의 소리가 아닌 조용한 자연의 소리 때문에 뇌는 빠르게 작동하는 β파가 아닌 느린 α파가 나와 우리의 정신과 자율신경이 진정되는 효과가 나타난다.

독일의 철학자 칸트, 헤겔, 야스퍼스 등이 하이델베르크의 네카 강변의 숲 속 산책길인 '철학자의 길^{Philosophenweg}'을 걸으며 사색에 잠겼다는 이야기는 잘 알려져 있다. 그렇다면 사색은 앉아 있을 때보다 산책할 때 더 잘되는 것인가? 최근 스탠퍼드대 연구진은 앉아 있을 때보다 걸을 때 창의력이 높아진다고 보고하였다. 176명의 대졸자를 대상으로 앉아 있을 때와 걸을 때 창의력을 측정하는 질문들을 던졌는데 걸을 때는 창의력이 높은 답을 하였고, 단순하거나 간단명료한 질문에는 앉아서 답할 때 결과가 좋았다. 이런 연구 결과로 볼 때 철학자들이 숲 속 산책길을 걸으면서 명상에 잠기고 철학적 영감을 얻었다는 사실은 뇌과학적으로도 어느 정도 설명할 수 있다.

또한 숲 속의 토양에는 독성이 없는 토양 서식 박테리아인 마이코박테리움 박케Mycobacterium Vaccae가 많은데 이 박테리아가 뇌로 들어가면 기억력을 높여주고 우울 억제 효과가 있는 신경전달물질인 세로토닌 유리를 증가시켜 항우울 효과가 나타난다.

숲이 우거진 자연을 벗 삼아 자주 산책하고 사색하면 피톤치드, 음이온과 마이코박테리움 박케와 같은 자연에서 나오는 이로운 물질이 뇌에 좋은 자극을 주어 창의력을 높여줄 뿐만 아니라 진정 작용, 항우울 작용, 면역 기능을 증강시켜 준다.

베풀기 좋아하는 사람이 치매에 덜 걸린다

우리 인간에게 가장 좋지 않은 최고의 스트레스는 혼자 따로 격리되는 것이다. '왕따'가 아이들에게 큰 정신적 쇼크를 주는 것처럼 나이가 들수록 혼자 격리되어 조용히 지내는 것은 좋지 않다. 미국 연구팀이 친구가 많은 사람은 외롭게 사는 사람에 비해 평균 3.7년을 더 사는 것으로 나타났다고 보고하였다. 이렇게 사람들과 접촉하고 교감하고 지내는 것은 장수나 치매 예방에 아주 중요하다.

20살이 넘으면 하루에 수천~수만 개의 신경세포가 죽기 때문에 나이가 들수록 기억력이 떨어진다. 그러나 두뇌 활동, 육체적 활

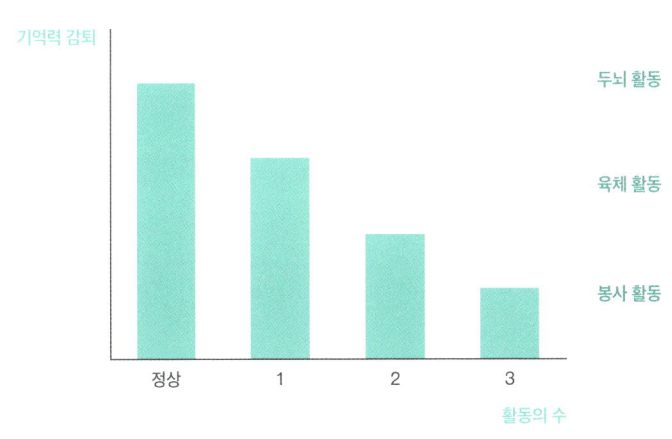

그림 17 활동의 수가 기억력에 미치는 영향

동, 봉사 활동 중 한 가지만 해도 기억력 감퇴가 줄어들고, 두 가지를 하면 더 줄어들고, 세 가지 모두를 하면 기억 감퇴가 가장 많이 줄어들어 기억력이 좋아진다는 연구 결과가 있다. **그림 17**

최근 일리노이대학 연구팀은 세 그룹을 나누어 첫 번째 그룹은 돈을 남들에게 나눠주게 하고, 두 번째 그룹은 위험을 감수하는 투자를 하게 하고, 세 번째 그룹은 그냥 가지고 있게 한 후 1년에 걸쳐 우울증 증상을 살펴보았다. 그 결과 남에게 돈을 나눠준 그룹의 사람은 우울증 증상이 가장 덜 했다. 남을 돕는 것이 장기적으로 정신 건강이나 웰빙에 좋다는 결과로 해석된다. 이처럼 남을 돕는 봉사 활동이 뇌 건강에 좋고 나아가 노년에 치매 예방에도 도움이 된다.

명예퇴직이 증가하는 요즈음 일로부터의 격리, 사회로부터의 격리, 가정으로부터의 격리는 두뇌 건강에 특히 좋지 않다. 격리는 육체적·정신적인 자극을 제거하므로 뇌신경 회로의 퇴화를 촉진하게 되며 결과적으로 치매 발병을 증가시키고 발병 나이를 앞당기게 된다. 나이가 들수록 이러한 격리를 피하기 위해 더욱 적극적으로 사회와 가정에 봉사하고, 다른 사람에게서 대접받으려는 자세를 버려야 한다.

4

먹어라

식욕에는 이유가 있다

아침밥은 뇌 활동을 극대화시킨다

뇌가 정상적인 활동을 하기 위해서는 수많은 신경전달물질이 신경세포에서 충분히 만들어져 있다가 자극이 있을 때마다 분비되어야 한다. 이렇게 중요한 정보 전달의 주체인 신경전달물질은 하루 활동이 시작되는 아침에 주로 만들어진다. 따라서 아침밥을 통해 뇌의 활동을 극대화시키고 건강을 유지하는 것이 무엇보다 중요하다. 격무에 시달리는 직장인들과 공부하는 학생들은 밥을 거르지 않고 잘 먹는 것이 좋다. 육체 노동자뿐만 아니라 정신노동자들도 그만큼 에너지 소비가 많기 때문에 균형잡힌 아침의 영양식이 필요하다. 다만 비만 위험이 있는 사람들은 탄수화물이나 지방 위주의 식단보다는 과일, 채소 및 우유 등으로 필요한 영양 공급과 공복감을 해소하면서 신체의 기능을 시작하는 것이 좋다.

노년기에 접어들면 근력이 약해져 덜 움직이게 되고 입맛도 떨어져 섭취량이 줄어 에너지도 줄어들게 된다. 에너지가 줄어들면 결과적으로 덜 움직이게 되는 악순환이 되풀이된다. 뇌 기능을 최고로 올려주기 위해서는 아침에 식사를 하여 뇌 정보 기능의 주체인 신경전달물질을 만들고 뇌를 움직이는 데 필요한 에너지를 제공해주어야 한다.

저체중은 치매 발생을 증가시킨다

인간에게 식욕은 가장 기본적이고 중요한 욕망이다. 그런데 이를 억제하면 큰 스트레스가 발생하여 뇌 건강에 나쁠 수 있다. 실제로 장수자들을 조사해 보면 평균보다 체중이 조금 높다.

지금까지 보고된 300만 명을 대상으로 한 97개 연구를 종합한 미국 질병통제예방국의 분석 결과, 약간 과체중인 사람들의 사망률이 정상 체질량지수(BMI 18.5~23)에 속한 사람보다 6% 낮았으며, 고도비만인 경우는 약 30% 정도 높았다. 최근 110만 명의 아시아 사람들을 대상으로 한 8개 연구를 종합한 결과 정상~경도 과체중인 사람에 비해 고도비만인 사람의 사망률이 1.5배 높았고, 저체중(BMI 15 이하)인 경우에 사망률이 2.8배나 높았다. 따라서 모든 연령층에서 정상 내지 약간 살이 찐 사람이 건강하며 저체중이 사망에 가장 취약하다고 볼 수 있다.

건강한 사람의 경우 나이가 들수록 체중은 조금씩 증가한다. 노년기가 되면 입맛이 떨어지거나 섭취 장애와 소화 장애로 영양소 결핍이 자주 발생한다. 때문에 노인의 경우 더 많은 에너지 섭취를 권장한다.

소식보다 균형 잡힌 식단이 장수에 도움된다

많은 사람이 소식해야 장수한다고 생각하여 일부러 노력한다. 쥐에서는 하루 먹는 양의 3분의 1을 주면 노화가 지연된다는 보고가 있으나 사람을 포함한 영장류에서는 아직 확실한 연구 보고가 없다. 최근 원숭이를 이용한 실험에서 적은 양을 주고 20여 년간 관찰해 본 결과 수명 연장 효과가 일부 있다는 보고와 수명 연장 효과가 없다는 보고가 있었다. 이를 볼 때 칼로리 섭취를 제한하는 소식이 비만 예방에는 도움이 되나 수명 연장에는 큰 영향이 없으며, 단순 칼로리보다는 유전적 영향과 식사 내용이 중요하다고 생각된다.

결론적으로 비만도 좋지 않지만 평균치보다 무리하게 체중을 줄이거나 음식 섭취를 너무 줄이는 것은 어리석은 행동이다. 사람에게 식욕은 원천적 본능이기 때문에 너무 소식하면 스트레스가 쌓여 수명 연장에 도움이 되지 않고, 움직이기 힘들기 때문에 치매 위험이 80% 이상 증가한다는 보고가 있다.

세계 각국의 장수촌에서 살고 있는 장수자들을 여러 가지 측면에서 조사한 보고에 따르면 대부분이 깨끗한 자연환경 속에서 열심히 일하고 활동적으로 움직였으며 자연이 주는 신선한 음식을 주로 섭취하였다. 그들은 특별한 보약이나 값비싼 건강식품을 먹은 적이 없고 대개 긍정적이고 낙천적인 성격의 소유자였다. 이것을 볼 때 무조건적인 소식보다는 균형 잡힌 식단으로 영양소를 충분히 섭취하는 것이 치매 예방과 장수에 좋다.

잘 쓰면 명약, 잘못 쓰면 독약인 영양소들

뇌신경세포는 다른 세포처럼 분열해서 새로운 세포를 만들어 낼 수는 없으나 좋은 영양을 공급해주면 근육처럼 자라게 된다. 그래서 적절한 영양 공급은 뇌 기능에 필수적이다. 탄수화물은 뇌에 에너지를 제공하고, 단백질은 뇌신경전달물질의 합성원료로 사용되며, 지방은 신경전달물질 합성원료와 신경세포막을 구성하므로 3대 영양소를 고르게 섭취하는 것이 좋다. 또 치매 예방과 연관성이 높은 적정량의 신경비타민(B1, B6, B12)과 항산화비타민 A, C, E도 적절히 섭취하는 것이 중요하다.

탄수화물 | 탄수화물은 앞에서 설명한 바와 같이 뇌를 움직이는 유일한 에너지원이다. 때문에 저혈당이 되면 뇌의 기능이 일시 정지되어 의식을 잃고 쓰러진다. 또한 탄수화물은 감정에 영향을 미친다. 탄수화물은 인슐린호르몬 분비를 증가시키고 간과 근육의 아미노산을 혈액으로 내보내는데, 이때 트립토판 아미노

산이 뇌로 들어가 항우울 효과가 있는 세로토닌을 많이 만들어 진정, 항우울, 쾌락, 진통 효과가 나타나게 된다. 따라서 적절한 탄수화물 섭취는 치매 예방에 꼭 필요하다.

지방 | 탄수화물은 뇌의 에너지원이지만, 지방은 모든 세포막의 구성 성분이다. 특히 지방은 신경세포막이 정상 기능을 유지하는 필수 성분일 뿐만 아니라 신호 전달에 중요한 기능을 한다. 모든 장기 중에서 가장 많은 지방을 함유하고 있는 것이 뇌이다. 따라서 신경세포막의 기능과 신호 전달에서 지방이 차지하는 역할은 무척 중요하다. 다시 말해 지방은 단순한 세포막의 구성 성분이 아니라 신경 기능의 핵심이다.

요즈음 지방 섭취에 대해서 과도하게 걱정하고 신경 쓰는 사람이 많지만, 우리나라 사람들이 과연 지방을 필요 이상으로 섭취하고 있는지 생각해볼 필요가 있다. 전국적인 영양 조사에 따르면 우리나라 사람들의 지방 섭취는 전체 섭취 칼로리의 17% 정도에 불과해 지방이 전체 섭취 칼로리의 40%가 넘는 서구인들과는 현저한 차이가 있는 것으로 나타났다. 육식을 주로 하는 서구인과 밥, 김치 등의 채식을 주로 하는 우리 식단과의 차이 때문이다. 적절한 영양 상태를 유지하기 위해서는 하루에 약 20~30%의 지방분 섭취가 필요하다. 그래서 서구에서는 지방 섭취를 30%까지 낮추자는 운동이 일어나고 있지만, 우리는 비만이 아닌 이상 오히려 지방 섭취를 조금 더 늘려야 할 필요가 있다.

지방의 일종인 이노시톨 인지질은 세포의 신호 전달에 핵심적인 역할을 담당하고 있다. 한 세포에서 다른 세포로 신호가 전달될 때 이 인지질이 부족하면 신호 전달 기능에 차질이 빚어질 뿐만 아니라 세포가 성장하고 교신하는 데 문제가 생긴다. 또한 레시틴이라는 인지질은 뇌에 들어가서 중요한 신경전달물질인 아세틸콜린을 만드는 원료로 사용된다. 아세틸콜린 신경전달물질은 학습과 기억, 운동과 감각 기능을 담당하는 것으로 알려져 있다. 알츠하이머 치매 환자의 뇌에서는 아세틸콜린 신경계가 초기에 많이 파괴되어 학습과 기억 기능에 큰 장애가 온다. 이때 치매 환자에게 아세틸콜린으로 전환할 수 있는 포스파티딜콜린(레시틴)이나 레시틴이 많이 함유되어 있는 음식을 주면 기억 기능에 도움이 된다는 보고도 있다. 레시틴은 달걀노른자에 많이 함유되어 있으며 콩, 두부, 비지, 생선, 유채, 해바라기씨, 목화씨 등에도 함유되어 있다. 과잉 섭취할 경우 고지혈증과 같은 부작용도 있지만 적절히 섭취하면 뇌에 좋은 음식이라고 할 수 있다.

뇌에 좋다고 알려진 DHA도 지방에 함유되어 있는 대표적인 불포화 지방산으로 학습과 기억에 좋은 영향을 미친다는 보고와 별 영향이 없다는 보고가 있다.

지금까지 지방은 고지혈증, 동맥경화증, 고혈압, 허혈성 심장질환의 주범으로 지목되었다. 그러나 최근에는 지방 소비량이 증가할수록 사망률이 떨어진다고 보고되고 있다. 시네트 박사와 로드 박사는 과거 1인당 1일 지방 소비량이 20g일 때 평균수명은 40세 정도였고, 60g일 때 55세, 100g일 때 65세, 140g일 때 67세, 그 이상일 때는 평균수명이 다시 감소한다는 사실을 보고하였다. 또한 지방 섭취량이 40g 이하일 때는 인구 1천 명당 사망률이 1백 명, 60~80g일 때는 65명, 100~120g일 때는 60명 정도로 감소한다고 보고하였다. 즉 어느 정도의 지방 섭취는 장수에 도움이 된다. 따라서 지방 섭취를 너무 줄이는 것은 우리의 뇌 건강 유지와 장수에 해롭다고 할 수 있다.

오메가-3 불포화 지방산 | 뇌의 50~60%는 지질로 되어 있다. 이 중 35%는 불포화 지방산으로 존재하고 단백질 대사와 합성에 관계하는 소포체 막에 많이 포함되어 있으며 치매 환자 뇌에서는 그 양이 현저하게 줄어들어 있다는 보고가 있다. 뇌에 좋은 오메가-3 불포화 지방산에는 DHA와 EPA가 있다. DHA는 생선이나 조개류를 제외한 쇠고기, 돼지고기 등의 육상동물에서는

거의 발견되지 않는다. 생선에 특히 DHA가 많은 이유는 물속의 동물성 플랑크톤이 DHA의 전신물질인 알파리놀렌산을 많이 가진 식물성 플랑크톤을 먹은 뒤 DHA를 합성하는데, 이를 물고기가 먹이로 이용하기 때문이다.

1970년대 덴마크의 뱅 박사 팀은 그린란드 에스키모인과 덴마크 백인을 대상으로 역학 조사를 실시하였다. 그 결과 수산 식품을 주식으로 생활하고 있는 그린란드 에스키모 원주민이 육식 중심의 덴마크 백인에 비하여 성인병이 현저히 적게 발생한다는 사실을 밝혀냈다.

DHA에 관련하여 정상인의 기억력을 증가시키고 치매를 예방하거나 치매 환자의 인지 기능을 향상시킨다는 보고와 그렇지 않다는 각각의 보고가 있다. DHA가 뇌에 좋다거나 성인병과 치매 예방에 무조건 좋다고 단정 지을 수는 없다. 하지만 2010년 미국 컬럼대학 치매연구소는 65세 이상 2,000여 명을 4년 동안 추적 연구한 결과 샐러드, 브로콜리, 진녹색 채소, 토마토, 과일, 견과류, 생선, 치킨 등을 치매 예방에 좋은 식품으로 선정하였다. 그리고 포화지방산이 많은 붉은 육류, 크림, 간·신장·내장 등의 육류, 버터는 나쁜 식품으로 선정하였다.

따라서 과도한 붉은 육류의 섭취를 줄이고 등푸른 생선(고등어, 참치, 연어 등)이나 양배추, 시금치, 콩, 브로콜리, 양상추, 해바라기씨, 콩기름 등과 같은 불포화 지방산을 포함하고 있는 채소류 섭취를 늘려서 균형 있는 식사를 하는 것이 두뇌 건강, 특히 치매 예방과 장수에 도움이 될 수 있다. 특히 붉은 육류(쇠고기, 돼지고기), 버터, 아이스크림, 간, 대장 등은 적당히 먹는 것이 좋으며 다량 섭취 시 뇌 건강에 좋지 않기 때문에 자주 많이 먹지 않도록 한다.

단백질 | 단백질은 신경전달물질을 만드는 중요한 원료인 아미노산을 제공해주는 뇌의 필수영양소이다. 특히 티로신은 도파민(창조, 쾌락, 중독 신경전달물질), 노르에피네프린(노르아드레날린: 교감신경, 항우울 신경전달물질), 에피네프린(아드레날린: 혈압 조절 신경전달물질) 등 신경전달물질 제조의 원료이며, 트립토판은 항우울 신경전달물질인 세로토닌과 멜라토닌(수면 유도물질)의 원료가 된다. 그 외 아미노산은 글리신, 글루탐산, 가바 등의 신경전달물질 생성에 원료로 이용된다.

현대인들은 미각을 돋우는 색깔이나 향기를 내기 위해서 특별한 방법으로 조리하거나 가공한 음식을 주로 섭취한다. 단백질을 높은 온도로 가열하면 미각을 돋우는 색깔이나 향기가 나지만 영양 면에서는 좋지 않다. 그중에서도 우리 몸의 필수 아미노산 중 하나인 리신이 손상된다. 사람은 리신을 몸속에서 만들 수 없고 음식물로 섭취해야 하는데 이 리신은 특히 동양인에게 부족하기 쉽다. 가열을 하면 리신은 다른 물질과 결합하여 형태가 바뀌며 단백질 분자 사이에 교차결합이 증가하여 생체 주요 단백질의 기능이 떨어지고 그 결과 노화가 일어난다고 보고되고 있다. 즉 음식물을 가열하면 때로는 음식물에도 노화가 일어나서 늙은 음식물이 만들어질 수도 있다는 것이다. 따라서 장수하는 사람들처럼 영양소 파괴가 없는 신선한 음식물을 섭취하는 것이 노화를 늦추는 데 도움이 될 수 있다.

비타민 | 지금까지 알려진 비타민 C의 효능은 우리 몸속에서 계속해서 생겨나는 산화물질(유리산소기 등)의 독성 작용을 중화해주는 항산화 기능이 주된 역할이었다. 유리산소기와 같은 산화물질은 암, 당뇨병과 같은 각종 성인병의 주범으로 지목되고 있다. 이 주범에 대항하는 대표적 물질이 바로 비타민 A, C, E이다.

미국 보스턴대학과 오리건주립대학의 라이너스 폴링연구소 공동연구팀은 영국의 의학 저널 〈랜싯〉에 매일 비타민 C를 복용할 경우 경미한 고혈압을 완화시킬 수 있다고 밝혔다. 노벨평화상과 화학상을 수상한 화학자 폴링 박사는 '항산화제로 알려진 비타민 C를 대량 복용할 경우 암과 같은 불치병도 퇴치할 수 있을 것'이라고 주장했다. 연구팀은 고혈압 경계 수치인 90/140㎜

Hg 이상의 환자 45명에게 하루 500㎎의 비타민 C를 복용하게 했다. 그 결과 실험 약 1개월 후부터 혈압이 평균 9% 정도 낮아진 것으로 나타났다.

폴링연구소의 발즈 프레이 박사는 앞선 연구에서 비타민 C가 체내 혈관을 이완시키고 협심증 환자의 통증을 감소시켜 심장마비나 뇌졸중의 위험까지 낮춘다고 밝힌 바 있다. 또한 1976년과 1978년 카메론 박사와 폴링 박사는 고용량의 비타민 C를 투여한 암 환자가 그렇지 않은 환자에 비해 생존 기간이 3~4배 길었다고 보고했다.

이후 암 치료에 있어 비타민 C와 E의 고용량이 효과가 있다고 맹신하는 사람들이 늘고 있지만, 정 반대의 연구 결과도 있다. 2007년 미국의사협회지에 비타민제와 관련된 47편의 임상 결과를 메타 분석한 연구 결과 비타민제를 먹은 사람들이 전혀 먹지 않은 사람보다 오히려 사망률이 5% 높은 것으로 나타났다고 보고되었다. 그 뒤 22편의 임상 결과를 메타 분석한 결과도 별 차이가 없음이 보고되었다. 다시 말해 아직까지 고용량의 비타민 C 투여 요법에 대한 여러 결과 보고만 있을 뿐 무작위 대조 임상 연구가 거의 없기 때문에 그 효과를 인정받지 못하고 있다. 최근에는 효과가 없다는 보고와 함께 암, 심장병 예방 능력이 비타민 C의 과다 복용 시 감소되거나 악화되며 백내장, 결석 등을 야기해 몸에 해로울 수도 있다는 보고도 나오고 있다.

잉글랜드 레스터대학의 조지프 류닉 연구원은 실험 결과 하루 비타민 C 500㎎을 복용하면 암, 심장병과 관계있는 것으로 알려진 유해 산화작용을 억제하는 데 '전혀 도움이 되지 않는 것으로 나타났다'고 밝혔다. 과학 전문지 〈네이처〉에 이 연구 결과를 발표한 류닉 박사는 이 같은 양의 비타민 C를 복용하면 산화 억제·촉진의 상반된 작용이 동시에 일어나 서로 상쇄하는 결과를 가져오며 더 많이 복용할 경우 산화 촉진 작용이 우세해 오히려 해로울 수 있다고 경고했다. 그는 500명의 건강한 지원자들에게 6주 동안 하루 500㎎의 비타민 C를 투여한 후 이 같은 결론에 이르렀다고 밝혔는데, 500㎎은 표준 식이요법 허용치의 6배를 약간 넘으나 일부 시판용 보충제가 함유하고 있는 수준이다.

국제 영양학회가 추천하는 비타민 C의 권장량은 하루 100㎎ 정도이다. 그러므로 무분별한 비타민 C의 다량 섭취는 고려해보아야 할 일이다.

균형 있는 음식 섭취를 하면 비타민 결핍은 여간해서는 일어나지 않는다. 그러나 편식을 하면 비타민 결핍증이 나타날 수 있으므로 신경 써서 비타민을 섭취할 필요가 있다. 비타민은 주영양소가 아니고 보조 영양소이기 때문에 보통 사람들은 권장량 섭취로 충분하다. 또 비타민은 암이나 치매와 같은 만성 질환의 원인도 아니고 원인에 직접 큰 영향을 미치는 인자가 아닌 보조 인자이다. 현재로서는 확실한 결과가 없기 때문에 비타민은 권장량을 섭취하되 약이 아닌 음식을 통해 섭취하는 것이 좋다. 확실한 과학적 증거도 없이 맹신에 의해 비타민을 고용량으로 먹는 것은 자칫 화를 불러올 수 있다. 물도 적절한 양을 먹으면 생명수이지만 너무 많이 먹으면 생명을 앗아가는 독수가 되는 것처럼, 적절한 양을 먹으면 생명에 유용한 물질이 되나 너무 많이 먹으면 독약이 된다는 사실을 기억해야 한다.

신경비타민 | 신경대사를 활발하게 하는 비타민 중 중요한 것이 비타민 B1(티아민), B6(피리독신), B12(시아노코발라민)이다. 이 세 가지는 우리 몸의 신경세포가 가장 많이 소비하는 비타민이기 때문에 '신경비타민'이라고 부른다. 비타민 B1은 뇌에서 유일한 에너지원인 탄수화물(포도당) 대사에 필요하기 때문에 비타민 B1이 부족하면 집중력 저하, 신경기능 저하, 피로, 현기증, 말초신경장애가 올 수 있다. 비타민 B6는 신경정보를 전달하는 신경전달물질을 생성한다. 특히 도파민, 노르에피네프린(노르아드레날린), 에피네프린(아드레날린)과 같은 카테콜아민 신경전달물질들과 억제성 가바(GABA) 신경전달물질 그리고 헤모글로빈 생성에 필요한 보조효소로 작용하며 부족 시 과잉 행동, 경련 발작

등이 올 수 있다.

우리 몸의 아미노산 대사 과정에서 생성되는 호모시스테인은 나쁜 아미노산으로 혈관을 좁게 만들고 심근경색을 증가시키지만, 비타민 B6와 B12가 엽산과 같이 작용하면 나쁜 호모시스테인을 좋은 아미노산인 메티오닌과 시스테인으로 전환시킨다. 2010년 스웨덴 연구팀과 영국 연구팀이 각각 B6, B12가 나쁜 아미노산인 호모시스테인 증가를 감소시켜 알츠하이머 치매 발생을 감소시키는 것으로 보고하였다. B12는 알츠하이머 치매를 유발할 수 있는 붉은 육류, 달걀 등에 많이 함유되어 있기 때문에 알츠하이머치매 예방 식단에는 B12가 적게 들어 있다. 따라서 치매 예방 식단을 구성할 때는 붉은 육류를 적절히 넣거나 B12를 같이 섭취하도록 하는 것이 더 좋다.

뇌에 좋다는 DHEA, 과연 불로장생 약인가?

DHEA DeHydro EpiAndrosterone 는 우리 몸에서 가장 많이 만들어지는 호르몬이다. 에스트로겐, 프로게스테론, 테스토스테론 같은 성 호르몬이 모두 DHEA에서 만들어져 '호르몬의 어머니'라고도 불린다. DHEA에는 성 기능 향상, 체지방 감소, 면역력 향상, 뇌 기능 향상, 스트레스 억제, 심혈관 질환 감소 등의 효과가 있는 것으로 알려져 있다. DHEA가 약이 아닌 일반식품으로 슈퍼마켓이나 상점에서 살 수 있게 되면서 여행객들이 해외에서 DHEA를 구입해 국내로 가지고 들어오면서 그 효능에 대해 잘못 인식되고 있다.

DHEA는 콜레스테롤로부터 테스토스테론(남성호르몬)과 에스트로겐(여성호르몬)을 만들기 위한 중간단계 물질로서 부신에서 주로 생성된다. 즉 콜레스테롤로부터 DHEA가 만들어지고 DHEA로부터 남성호르몬이, 이어 여성호르몬이 만들어진다. 30대 이후 이 DHEA는 몸 안에서의 생산과 분비가 차츰 줄어들기 때문에 많은 사람들이 이를 보충하면 노화를 예방할 수 있을 것이라고 생각하게 되었다.

실제로 DHEA 농도가 높은 60세 이후 노인들은 심혈관 질환이 나타나는 비율이 적고 오래 사는 것으로 일부 보고되고 있다. 그러나 바렛 박사 등은 혈청 DHEA 농도와 심혈관 질환과는 관계가 없다는 결과를 보고하였다. 동물 실험에서는 DHEA가 비만 억제 작용을 보였으나 사람에게는 효과가 없었다. 또한 DHEA를 실험동물에 투여했을 경우 연령 증가에 따른 면역 기능 저하를 반전시켰고, 65세 이상 노인에게는 인플루엔자 백신에 대한 효과를 높였다는 보고도 있다. 또 전신성 홍반성낭창 환자의 임상 상태를 개선시킨다는 보고가 있으나 아직 신빙성이 있을 만큼의 반복적인 결과는 나오지 않고 있다.

DHEA를 복용하면 남성호르몬과 여성호르몬 생산이 체내에서 증가하기 때문에 남자는 전립선암, 여자는 유방암이나 자궁암이 유발될 수 있으며 콧수염과 여드름이 나고 피부가 거칠어진다. 또한 적혈구 생성이 자극을 받아 늘어나기 때문에 뇌졸중 유발 위험이 증가할 수 있다. 아직은 DHEA 장기 복용에 따른 효과와 부작용이 잘 밝혀져 있지 않기 때문에 무조건 복용하는 것은 좋지 않다.

30번 이상, 천천히 씹으면 기억력이 좋아진다

30번 이상 천천히 꼭꼭 씹어 먹으면 뇌의 기억중추인 해마로 가는 혈류가 증가하여 해마가 두터워지며 그 결과 기억력이 증가된다는 사실을 여러 연구자들이 보고하였다. 일본 후생성이 4,400명의 노인을 조사·연구한 결과, 어금니 등 치아가 빠진 노인들의 치매 발병이 2배 증가함을 보고하였으며, 더구나 치주염이 있는 경우 치매 위험이 9배 증가한다는 것을 뉴욕치대 연구팀이 보고하였다.

또한 같은 음식량을 빨리 씹어 먹을 때보다 천천히 꼭꼭 씹어 먹을 때 위장관으로 가는 혈류가 증가되고 에너지 소모가 20배 이상 많아진다고(1년에 11,000kcal 더 소모, 체지방 1.5kg 감량 효과) 2014년 일본 연구팀이 보고하였다. 따라서 음식을 먹을 때 빨리 먹지 말고 천천히 오래 씹어 먹으면 기억력이 좋아져 치매에 덜 걸리고 소화도 잘되어 에너지 소모도 증가하여 비만 예방에 도움이 된다고 하겠다.

결론적으로 중년기 이후 육체적 기능 저하와 정신력의 쇠퇴가 동시에 나타나기 때문에 이런 기능 저하 속도를 최대한 늦추기 위해서는 첫째, 활동량을 예전과 같이 유지하도록 노력하고, 둘째, 활동량을 유지할 수 있을 정도의 식사량을 섭취해야 하며, 셋째, 탄수화물·단백질·지방질 섭취를 균형 있게 해야 한다. 넷째, 섬유질이 함유되어 있는 채소와 과일 섭취를 늘리도록 하고, 다섯째, 신선한 음식물 섭취를 늘려야 한다. 마지막으로 즐거운 마음으로 음식을 먹고 긍정적이고 적극적인 자세로 인생을 사는 것이다.

5

표현하라

예술가가 장수한다

즐거운 감정을 직시하라

인간의 합리적 사고와 이성에 심취해 있던 400년 전의 베이컨 시대에는 인간의 감정이 무시되었다. 그러나 인간의 동기를 유발하고 행동과 삶의 양식을 영위해나가는 주요 원천이 이성에만 있지 않다는 사실이 밝혀지면서 인간의 감정이 중심적인 연구 대상으로 부상하고 있다. 즉 감정은 인간 이성의 사소한 파생물이 아니라 고도의 이성적 사고에 큰 영향을 미치는 것이다.

공부만 한다고 공부가 잘되는가 하면 절대 그렇지 않다. 이성과 정신은 뇌의 가장 높은 곳에 있는 대뇌신피질에서 나오지만, 감정이나 본능은 신피질 안쪽의 오래된 고피질인 변연피질에서 나온다. 이러한 지성의 뇌와 감정·본능의 뇌는 수많은 회로로 연결되어 있어서 서로 정보를 주고받으며 이성과 감성의 활동을 조절하고 있다. 즐거운 감정을 가지면 우울한 감정을 가질 때보다 지적 능력이 우수해지는 것이 그런 사실을 증명한다.

어떤 문제를 풀기 위해 동원하는 두뇌의 기능이 얼마나 우수하게 발휘되느냐는 감정에 따라 크게 좌우된다. 특히 복잡한 과제의 해결에서는 명랑한 사람이 우울한 사람보다 훨씬 탁월한 능력을 보인다. 명랑한 그룹과 우울한 그룹으로 나누어 자연과학 학습도서를 읽게 한 후 읽은 내용을 그대로 반복해 옮기기와 그 내용을 병용해 문제를 푸는 두 가지 과제를 주었다. 그 결과 읽은 것을 그대로 옮기는 단순 과제에서는 큰 차이가 없었지만 복잡한 과제 해결은 감정이 명랑한 그룹이 우수한 처리 능력을 나타냈다. 기분이 좋을 때는 신경회로가 막힘이 없어 문제 처리를 위해 기억 속에 보관한 모든 정보를 동원할 수 있지만, 기분이 나쁠 때는 신경회로가 막혀 잘 흐르지 않기 때문에 그만큼 문제 해결 능력은 떨어진다. 즉, 명랑한 때는 신경전달물질의 분비가 원활하게 이루어지나 우울한 때는 회로에서의 신경전달물질 전도가 잘 일어나지 않는 것이다. 특히 세로토닌이나 노르에피네프린 신경전달물질의 분비가 병적으로 적어지면 우울증이 발생한다.

  기분이 명랑하거나 긍정적 낙관적 사고를 하게 되면 이성의 뇌인 대뇌피질과 기억의 뇌인 해마, 그리고 동기의 뇌가 활성화되어 사고, 창의 및 실행 기능이 극대화되어 일의 성과와 효율성이 최대로 높아진다. 반면 우울한 사람은 치매 발병 위험이 2.7배, 경도인지장애 위험이 40% 높다고 보고되고 있다.

감정 표현은 기억력과 치매 예방의 절대적 아군이다

치매를 예방하고 싶다면 감정 표현에 솔직해야 한다. 사람이 억지로 감정을 자제하고 애써 무표정을 지을 때 단기 기억력이 감소된다는 연구가 있다. 격한 감정을 눌러 자제할 경우 심혈관 운동에 변화가 보인다는 사실은 여러 연구 결과에서 밝혀졌으나 감정 표현의 억제가 인식 과정에서 어떤 영향을 미치는지는 아직 자세히 알려진 바가 없다.

미국 스탠퍼드대학 연구자들은 여대생들에게 부상 정도가 다른 다양한 남자들의 슬라이드를 보여주며 여학생 절반에게 무표정하게 있으라고 요구했다. 그 결과 감정 표현이 자유로운 집단과 그렇지 못한 집단을 대상으로 한 단기 기억력 테스트에서 감정 표현이 억제된 집단의 점수가 더 낮게 나왔다.

또 영화를 볼 때 웃거나 울거나 하는 감정 표현을 잘한 사람이 감정 표현을 억제한 사람보다 영화에 대한 기억력이 좋은 것으로 보고되고 있다. 감정중추는 기억중추인 해마와 붙어 있기 때문에 감정이 즐거울 때 기억을 잘하게 된다. 반대로 감정을 부자연스럽게 억제하면 '뇌의 집중력 변화'를 가져와 소수의 신경세포만이 기억 과정에 참가하기 때문에 기억력이 떨어진다.

이처럼 감정을 억누르게 하는 스트레스가 장기화되면 뇌세포의 사멸 특히, 기억중추인 해마에서의 신경세포 고사를 촉진시켜 건망증을 일으킨다. 스트레스에 의한 건망증은 과거 기억보다 최근 기억의 소실이 특징으로 휴식을 취하면 회복될 수 있지만, 중년기에 이런 극심한 스트레스가 반복적이고 만성적으로 가해지면 치매 발병이 촉진되어 초로 치매가 나타날 수 있음이 최근 보고되고 있다. 따라서 기억력을 높여 치매를 예방하고 싶다면 감정을 억제하기보다 자연스럽게 감정을 표현하는 것이 좋다.

우리나라 사람들은 서양 사람들에 비해 솔직하게 감정을 표현하는 데 서툴고 억누르는 경향이 많기 때문에 마음의 병을 키운다는 보고가 있다. 강압적인 환경에서 일하거나 강압적인 태도로 대하면 사람들은 기가 죽고 자신의 감정을 자꾸 숨기게 된다. 더 부드럽게 보다 민주적으로 대하는 것이 구성원의 능력 발휘뿐만 아니라 뇌의 활력을 도와 기억력과 건망증에도 도움을 줄 수 있다.

플라세보 효과 vs 노세보 효과

오바마 대통령이 모든 난관을 극복하고 미국의 대통령이 될 수 있었던 것은 'We can do it'이라는 긍정적인 사고와 행동 덕분이었다. 이와 같이 머릿속에 이미지를 그려보면 실제와 같은 효과가 나타난다. 우리의 뇌는 실제로 일어난 일과 머릿속에 그린 이미지를 잘 구별하지 못한다. 즉 실제로 없는데도 뇌가 있다고 느끼면 그 사람한테는 있는 것이 되기 때문에 머릿속에 이미지를 선명하게 그릴수록 그 이미지가 실현될 가능성이 높아진다.

　다시 말해 성공의 이미지를 머릿속에 강하게 각인할수록 실제 성공할 가능성이 높아진다. '공부를 못 한다', '안 된다'와 같은 부정적 이미지를 그리면 그로 인해 부정적 결과가 나오게 되나 시험을 잘 보는 장면, 상 받는 장면을 떠올리면 실제 우뇌가 강화되어 성공 가능성이 높아진다.

　이와 같은 현상은 밀가루로 만든 가짜 약이라도 효과가 있을 것이라고 믿고 먹으면 약효가 나타나는 '플라세보^{Placebo} 효과'와 진짜 약이라도 효과가 없다고 믿으면 효과가 나타나지 않는 '노세보^{Nocebo} 효과'와 같다.

　운동선수도 실수하거나 공을 넣지 못하는 부정적 이미지를 자꾸 그리면 실제로 실패하게 된다. 이처럼 실패하는 사람은 부정적 이미지에 사로잡혀 있으나, 성공하는 사람은 긍정적 이미지가 습관화되어 있다.

　소치동계올림픽에서 이상화 선수는 시합을 앞두고 자신의 트위터에 "〈결국 당신은 이길 것이다(나폴레옹 힐 지음)〉라는 책을 읽으면서 나도 이기고 싶다, 이긴다는 긍정적 생각을 굳게 하였다. 나에게 찾아온 결전의 날, 반갑다, 또 도전할게."라고 남겼다. 그 뒤 무릎이 아프고 정맥류로 고생하면서도 500m 스피드 스케이팅 2연패를 달성하여 많은 감동을 주었다. 낙관적이고 긍정적인 사고 속에 불굴의 도전 정신으로 뇌를 무장한 것이 빛나는 성공을 거둔 중요한 요인이었을 것이다.

냉소적인 사람은 면역 기능이 저하된다

〈후천적 낙관주의〉의 저자인 펜실베이니아대학 심리학과 세리거먼 박사는 비관주의나 냉소주의가 사망률을 상승시키는 메커니즘으로 적어도 다음 4가지를 들 수 있다고 말하였다. 첫째, 비관적이거나 냉소적인 사람은 수동적이라서 낙관적인 사람에 비해 불행을 경험하는 경우가 많으며 불행한 일은 수명을 단축시킨다. 둘째, 자신이 무엇을 해도 소용없다고 생각하기 때문에 의사의 지시를 따르지 않거나 약을 먹더라도 효과를 잘 믿지 않기 때문에 약효가 잘 나타나지 않는다. 앞에서 설명한 것처럼 '노세보 효과'가 일어나는 것이다. 셋째, 우울증에 걸릴 확률이 매우 높다. 일반적으로 우울증은 자살율을 높일 뿐만 아니라 사망률을 상승시킨다. 넷째, 뇌활력이 떨어져 면역 기능이 저하된다.

긍정적이고 낙천적인 마음가짐은 생존에 있어서도 아주 중요하다. 각종 사고에서 기적적으로 회생한 사람들의 경우를 보면 살 수 있다는 긍정적인 사고와 낙천적인 성격의 소유자가 대부분이다. 극한 상황 속에서 극도의 불안감과 절망적 스트레스를 가지게 되면 뇌신경세포는 쓸데없는 활동을 해야 하기 때문에 불필요하고 과도한 에너지를 소비하게 되어 일찍 죽을 수 있다. 그러나 살 수 있다는 긍정적인 사고는 여러 가지 잡념을 없애주고 한 가지에만 사고를 집중시키기 때문에 '무념무상'과 비슷한 경지에 도달해 에너지 소모를 줄인다. 따라서 극한 상황 속에서 생존 확률이 높아진다.

우리는 비관적이고 냉소적인 경향을 바꾸도록 노력하고 매사 긍정적이고 낙관적으로 생각하고 일을 추진하는 것이 건강, 특히 치매 예방에 좋을 뿐만 아니라 일의 효율도 높일 수 있다. 나이가 들수록 젊은이들과의 접촉 시간을 늘리고 젊은 생각을 갖도록 노력하는 것이 늙어 약해져 가는 뇌신경회로를 활성화시킬 수 있는 방법이다.

긍정적 자기 암시는 뇌활력을 이끄는 동력이다

최근 심각하게 대두되고 있는 우울증도 평소에 습관적으로 지니고 있는 부정적 이미지의 영향이 크다. 똑같은 문제에 대해서도 '괜찮아, 나는 할 수 있어.', '이건 실수일 뿐이야.' 하며 긍정적으로 받아들이는 사람이 있는 반면, '나는 원래 못난 사람이야.', '절대 해결할 수 없어.' 하면서 부정적인 이미지를 그리는 사람이 있다. 매사에 진취적이고 성공적인 이미지를 그리는 사람은 문제가 생겨도 이를 원만히 해결하는 자기 자신을 먼저 상상한다. 그래서 문제 해결에 있어 더 적극적인 자세를 취하게 되고, 끝내 성공에 이른다.

긍정적인 사고는 운동보다 장수 효과가 있다는 보고도 있다. 미국 예일대 연구팀이 700명을 대상으로 연구한 결과 운동하고 체중 조절을 하면 수명이 3년, 고지혈증, 고혈압을 조절하면 수명이 4.5년 연장되는 데 비해 긍정적 사고를 한 경우는 수명이 7.5년 연장된다는 결과를 발표하였다. 또한 미국 러시대 연구팀은 긍정적 자세가 치매 발병 위험을 2.4배 낮춘다는 사실을 보고하였다.

또 다른 연구에서도 사물을 비관적으로 보고 인생사를 부정적으로 말하면 일찍 사망할 가능성이 높다고 보고되고 있다. 메이오 클리닉 연구팀은 미네소타 다면인성검사(MMPI)를 받은 839명을 30년간에 걸쳐 추적조사 분석한 결과 비관적 견해가 심리적·신체적 기능을 크게 저하시켜 사망률을 증가시킬 수 있음을 보고하였다. 또한 핀란드대학 연구팀은 65세 이상 622명을 대상으로 8여 년 동안 관찰 연구한 결과, 냉소적인 사람들이 그렇지 않은 사람들에 비해 알츠하이머 치매에 걸릴 위험성이 3배 높다는 사실을 발견하였다.

자동적인 부정적 사고를 없애기 위해서는 먼저 부정적 사고가 신체에 좋지 않은 영향을 미친다는 사실을 이해하고 인식할 필요가 있다. 부정적 사고를 긍정적 사고로 바꾸기 위해서는 첫째, '항상', '결코', '절대로', '아무도'라는 말을 사용하지 말고, 부정적 측면에 초점을 맞추어 나쁜 점만을 보지 말며 최악의 부정적 결과를 예언하거나 다른 사람의 생각을 독단적으로 단정 짓지 말고 스스로를 자책하거나 비난하지 않는 것이 중요하다.

둘째, 긍정적이고 낙관적인 유대감을 주는 사람들과 어울려 긍정적·낙관적 영향을 받고 다른 사람의 감정을 자극하는 감정적·폭력적 언행을 삼가도록 노력하자.

셋째, 사람들의 단점보다 장점을 발견해 칭찬하도록 하자.

넷째, 스킨십, 눈 맞춤, 따뜻한 어루만짐과 같은 접촉의 중요성을 인식하고 사람들과 같이 잘 지내도록 노력하자.

다섯째, 아름다운 기억을 자주 끄집어내어 회상하면서 변연계를 적절히 자극하여 마음을 즐겁게 순화시키는 것이 좋다.

여섯째, 자연 항우울제인 신체 운동을 하면 감정의 뇌인 변연계로 가는 혈류량과 영양분이 증가되어 긍정적이 될 수 있다.

'할 수 있다'는 긍정적인 마인드 트레이닝을 반복하면 실제 뇌의 작용을 진취적인 방향으로 이끈다. 믿지 못하겠다면 재미있는 실험을 해보자. 깍지를 끼고 두 검지를 평행으로 세운 다음 마음속으로 '검지야, 붙어라, 붙어라'를 몇 번 외치면 결국 붙게 된다. 붙을 수 있다는 잠재의식이 손가락에 미세한 움직임을 야기해 실제로 붙게 된다. 그러므로 '오늘, 문제를 잘 풀 수 있기를'이라는 말보다는 '오늘, 문제를 반드시 풀 수 있다.'라는 희망적이고 분명한 자기암시를 줘야 한다. 무의식 속에 부정적 이미지나 자기암시가 있으면 행동이 억제되어 잠재력이 발휘되지 못한다. 이제부터 부정적 이미지, 부정적 사고, 부정적 자기암시를 과감히 버리고 긍정적으로 일을 하도록 하자.

6

잘 쉬어라

본능에 따라 사랑하고 쉬어라

밤은 뇌세포가 휴식을 취하는 시간이다

바쁜 직장인이나 수험생은 잠자는 시간을 줄여 일을 하거나 공부를 한다. 하지만 잠을 제대로 못자면 뇌가 충분히 휴식을 취할 수 없어 집중력이 떨어진다. 그렇다면 하루에 얼마 정도나 자는 것이 적당할까? 원칙이 있는 것은 아니지만 어두운 곳에서 20분 정도 깨어 있을 수 있다면 충분히 잤다고 할 수 있다. 하루에 평균 7~8시간 정도 잠을 자고 가능하면 수면 주기를 지켜야 뇌세포가 원활하게 활동할 수 있다.

주말에 늦잠이나 낮잠을 잔다고 일주일 동안의 수면 부족이 보상되지 않는다. 오히려 수면 리듬을 깨뜨려 좋지 않다. 사람들이 해외여행을 할 때 시차 때문에 고생하는 것을 보면 일정한 수면 주기를 지키는 것이 얼마나 중요한지 알 수 있다. 또한 낮잠은 렘수면과 서파수면(뇌파가 완만하며 거의 꿈을 꾸지 않는 숙면 상태) 모두를 방해하기 때문에 기억이 훼손될 가능성이 많다. 따라서 낮잠의 유혹을 물리치고 일이나 공부를 끝낸 다음 평상시와 마찬가지로 일정한 시간에 잠자리에 드는 것이 좋다.

잠이 기억을 강화시킨다

우리나라 사람들은 '4당 5락(4시간 자면 붙고 5시간 자면 떨어진다)'이라 하여 무조건 많은 시간 동안 깨어 공부해야 성공한다고 생각한다. 하지만 최근 사람과 쥐를 대상으로 한 실험에서 잠을 충분히 자는 것이 기억력을 강화한다는 결과가 나왔다. 잠은 피곤한 몸과 정신을 쉬게 해주는 휴식 시간일 뿐만 아니라 단기기억을 장기기억으로 전환시켜 기억력을 강화하는 데 아주 유익한 순간으로 충분히 자야 학습효과가 높다.

우리의 뇌는 외부의 자극이 없는 수면 시간 동안 평소에 익힌 지식이나 기술, 운동하는 방법을 다시 한 번 반복 연습해서 단기기억을 장기기억으로 전환시킨다. 단기기억은 해마에 일차로 저장되는데 이때 강한 자극이 해마에 들어오면 단기기억은 쉽게 사라지게 된다. 그러나 강한 자극이 들어오기 전에 잠을 자면 웬만한 충격이나 자극에도 잘 사라지지 않는 견고한 단백질 형태로 저장되어 장기기억으로 남는다. 그뿐만 아니라 낮 동안 고갈된 뇌 속의 신경전달물질은 자면서 만들어진다. 따라서 밤이 되면 신경전달물질이 거의 고갈되어 우리 뇌는 잘 작동되지 않고 잠이 들게 된다. 이처럼 잠은 지친 뇌 신경세포와 신체를 쉬게 하여 다음 자극에 더욱 효율적으로 대비할 수 있게 해준다.

전날 밤 충분히 잠을 자고 시험을 친 학생과 잠을 자지 않고 밤을 새워 공부하고 시험을 친 학생의 성적을 비교해보면 전자의 성적이 더 좋게 나온다는 것을 알 수 있다. 또한 직장인도 밤잠을 설쳐가며 일하는 것이 아니라 휴식과 수면을 통해 생산성을 높일 수 있다는 사실을 인지하고 삶에 적용해야 한다. 다시 말해 4당 5락이 아닌 충분히 잠을 자는 '4락 8당'이 맞는 셈이다. 충분한 수면은 앞만 보고 달리는 중년들에게는 뇌 건강의 완전 조건이다.

그리고 여기에 적당한 운동이나 좋아하는 취미생활을 함께하면 피곤한 뇌의 스트레스를 이완시켜준다. 그러므로 스트레스가 쌓일 때는 활동적인 일을 하든가 적당한 운동이나 좋아하는 취미생활을 하는 것이 뇌 활동에 더욱 효과적이다.

숙면을 돕고 뇌에 활력을 주는 십계명

질 좋은 수면을 위해서는 음식을 통해 영양소를 골고루 섭취하는 것이 중요하다. 여러 신경전달물질 중에 세로토닌은 적절한 수면 유도에 필수적이라고 알려져 있다. 쾌적한 수면을 이루기 위해서는 수면 유도 신경전달물질인 '세로토닌' 생성의 원료가 되는 트립토판이 많이 들어 있는 우유나 치즈 같은 단백질 음식과 신선한 채소나 과일류를 섭취하는 것이 도움이 된다. 따라서 비싼 보약보다는 영양가 있는 음식을 먹고 적당한 운동을 하면서 일정한 시간에 충분한 수면을 취하는 것이 뇌를 신선하게 유지하는 가장 좋은 명약이다. 다음은 잠 못 이루는 밤을 없애고 뇌에 활력을 주는 십계명으로 수시로 들여다보고 실천하도록 하자.

첫째, 수면에 집착하지 마라 | '오늘도 잠이 오지 않으면 큰일인데…' 하는 초조감과 불안감이 불면증의 중요한 원인이다. 잠을 자야겠다는 강박감이 자율신경계를 흥분시켜 우리를 각성 상태로 만든다. '자지 않아도 괜찮다.'는 편안한 마음으로 책을 읽거나 감미로운 음악을 들으면 빨리 졸음이 올 수 있다.

둘째, 시계를 멀리 치워라 | 잠자리에 누워 밤새도록 시계를 쳐다보는 행위는 불면증 환자가 갖는 공통적 특성이다. 벽시계를 치우거나 다른 곳으로 옮기는 것이 좋다.

셋째, 침대는 잠잘 때만 이용하라 | 침대에서 일하거나 책을 읽지 않는다. 침대에 누워 15~20분이 지나도 잠이 오지 않으면 과감히 밖으로 나오는 게 좋다.

넷째, 정해진 시간에 자도록 하라 | 어젯밤 잠을 설쳤다고 일찍 잠자리에 들면 또 잠들지 못할 가능성이 높다. 자고 깨는 것은 개인에 따라 특이한 시간적 사이클(일주기 리듬)이 있기 때문에 잠자리에 드는 시간은 항상 일정해야 한다.

다섯째, 낮잠을 오래 자지 마라 | 부족한 잠을 보충하기 위해 낮잠을 자면 생체의 수면주기가 깨져 불면증이 깊어진다. 점심 식사 후 15~30분 정도의 낮잠은 괜찮으나 그 이상은 자지 않는 것이 좋다.

여섯째, 따뜻한 물로 목욕하라 | 욕조에 따뜻한 물을 받아 20~30분 정도 몸을 담근다. 그러나 너무 뜨거운 물은 피부 자극과 각성 효과가 있어 역효과를 가져올 수 있다.

일곱째, 공복 상태로 잠자리에 들지 않는다 | 공복 상태는 수면에 방해가 된다. 반면에 간단한 군것질은 수면에 도움이 된다. 그러나 초콜릿, 콜라, 홍차, 녹차 등 카페인이 많은 음료나 매운 음식은 피한다.

여덟째, 우유를 마시고 술은 마시지 않는 것이 좋다 | 우유에는

트립토판이라는 천연 수면제가 들어 있다. 이 트립토판이 수면 유도 신경전달물질인 세로토닌으로 변해 꿈나라로 유도한다.

아홉째, 늦은 오후나 밤 운동은 삼가라 | 낮 동안의 적당한 운동은 수면에 도움이 되나 밤에 운동하면 심장과 자율신경계가 흥분된 각성 상태가 유지되어 잠자기 어렵게 된다.

열 번째, 취미생활을 하라. | 스트레스로 지친 심신을 좋아하는 취미생활로 이완시켜 주면 소소한 스트레스는 없어지고 큰 스트레스는 작아져서 쉽게 잠들 수 있다. 비록 잠을 좀 못 잤다 하더라도 잘 못 잤다고 생각하기보다 잘 잤다고 믿으면 각성 호르몬인 히포크레틴이 증가되어 기억력과 주의력이 20% 정도 상승한다는 것을 최근 미국 연구팀이 보고하였다.

절제와 금욕보다 즐기는 삶을 살아라

'절제하라, 금욕하라, 참아라.' 하는 주장이 과연 건강에 유익할까? 최근의 한 조사는 성생활도 자제하고, 먹고 싶은 것이 있어도 절제하는 등 모든 생활에 참고 절제해야만 장수한다는 학설을 뒤집고 적절하게 인생을 즐기는 것이 장수의 비결이라고 밝히고 있다.

4,000여 명의 각국 성인을 상대로 한 조사에서 연구원들은 사람들이 즐기는 13종류의 일과를 선정, 각각 어떤 만족도를 갖고 있는가를 측정하였다. 13가지에는 섹스, 음악 감상, 외식, 쇼핑, TV 보기, 흡연, 음주 등이 있었다. 이 13가지 행위마다 실험 대상자의 침을 채취하여 각 행위가 끝날 때마다 침 안의 항체 변동을 조사하였다.

결과적으로 13가지 행위 중 가장 만족도가 높은 것일수록 항체가 많이 측정되었다. 각 행위의 만족도가 높을수록 각종 질병으로부터 저항할 수 있는 항체가 많이 발생한다는 사실이 밝혀진 것이다. 각국의 평균 만족도 순위로는 덴마크가 단연 앞섰는데, 덴마크인들은 성생활의 만족도가 높고 비교적 자유로웠으며 특히 외식을 좋아하였다. 2위는 영국으로 역시 만족스러운 성생활이 주된 이유였다. 의외로 성생활이 자유롭다고 생각했던 이탈리아는 3위에 머물렀다. 만족도 랭킹 1~3위인 나라가 모두 성생활과 외식에서 특히 점수가 많이 나온 것을 보면 성생활의 만족도가 얼마나 인간의 생활에 중요한 것이고 나아가 생명 연장에 필수적인가를 알 수 있다.

이 조사는 더 나아가 남녀 간의 차이, 빈부의 차이 등도 조사하였다. 부유할수록 쇼핑보다는 섹스를 즐겨 면역항체가 많이 생성되었고, 가난할수록 쇼핑을 즐겼으며 쇼핑할 때 면역항체를 만드는 정도가 높았다. 주말에 가까울수록 자주 아픈 현상이 나타나는데 토·일요일에 섹스, 쇼핑 등을 즐기며 만들어놓은 면역 시스템이 주말에 접근할수록 소모되어 목·금요일에 피곤하고 아프게 된다고 한다.

  이는 무절제하게 생활하라는 것이 아니며 적절하게 즐겨야 사람을 안정시키고 스트레스로부터 벗어나는 데 도움이 된다는 것이다. 무절제로 흘러 탐닉하게 되면 오히려 많은 스트레스가 쌓여 장수할 수 없다. 죄의식 역시 인체에 스트레스 호르몬과 콜레스테롤 등을 증가시켜 건강에 해롭기 때문에, 탐욕은 물론 탐욕에 따른 지나친 죄의식 등은 피하는 것이 좋다.

쇠퇴하는 것은 성욕이 아니라 정력이다

자고 먹고 싶은 욕구, 명예욕, 이성과 연애를 하거나 섹스를 하고 싶은 욕구는 뇌의 세 군데에서 일어난다. 첫째, 우리 몸에 산소를 공급하려는 호흡욕, 자고 싶은 욕구, 배설 욕구는 뇌의 1층인 뇌간에서 일어난다. 둘째, 본능적인 욕구는 뇌의 2층 변연계에서 일어난다. 셋째, 본능적 욕구보다 수준이 높은 명예욕, 금전욕, 창조욕 등 인간만이 가진 욕구는 맨 위에 있는 3층 대뇌 신피질에서 일어난다. 사람이 쾌감으로 느끼느냐 불쾌감으로 느끼느냐는 뇌가 어떻게 받아들이는가에 달려있다. 섹스는 오감을 통해 쾌감으로 대뇌가 느끼게 되기 때문에 대뇌가 활성화된다.

성욕은 고등동물일수록 대뇌의 신피질계에 의해 증가한다. 사랑하고 싶다, 섹스하고 싶다는 마음은 이 전두엽의 대뇌피질에 있는 뇌세포에 의해 조절된다. 이런 점으로 미루어볼 때 성에 대해 관심을 가지며 실제로 행동하고 싶어지는 마음은 결코 혐오스러운 것이 아니라 거대한 뇌를 가진 우리 인간의 본능이며 숙명임을 알 수 있다. 본능이란 결코 천한 마음이 아니다. 본능은 동물이 크고 탄탄하게 생존하려면 반드시 필요한 본질적인 것이다. 사랑하고 싶다, 먹고 싶다, 함께 있고 싶다는 본능은 누가 가르쳐주지 않아도 자연히 생기는 생물학적 욕구이다. 즉 개체 유지와 종족 보존을 위해 필요한 것이다.

사람의 정신 기능은 90세 무렵까지 쇠퇴함 없이 나이와 함께 더욱 원숙해진다. 따라서 정신 활동과 깊이 관련 있는 성욕을 관장하는 성적인 뇌도 크게 쇠퇴하지 않는다. 쇠퇴하는 것은 성욕이 아니라 정력이다. 정력의 쇠퇴를 성욕의 쇠퇴라고 생각하는 것은 잘못이다.

일반적으로 성행위의 목적은 오르가슴에 도달하는 것이라고 생각한다. 확실히 쾌감의 절정은 남녀 간에 있어서 중요한 교감이기는 하지만 오르가슴만을 위해 성이 있는 것은 아니다. 서로의 마음이 사랑으로 확실하게 연결되어 있는지가 중요하다.

  이런 의미에서 비아그라와 같은 약의 무분별한 사용은 조심해야 한다. 약을 먹으면 발기는 되지만, 계속 발기되어 있으면 혈액 순환이 원활하지 못해 해면체가 파괴되어 진짜 발기불능이 될 우려가 있다. 정신적으로 용기를 주고, 감성을 풍부하게 하고, 열심히 사랑하는 생활이 더욱 효과적이다. 중·노년기 남성의 성생활은 뇌의 활력 유지로 가능해질 수 있다.

건전한 성은 오감을 활용하는 것

그렇다면 강한 적응력을 가지고 있는 여성의 경우는 어떤가. 여성의 뇌는 남자보다 좌우뇌의 원활한 사용으로 보다 탄력성이 있어 정력이 크게 쇠퇴하지 않는다. 다시 말해 성적 능력이 나이가 든다고 해서 크게 감소하지 않는다는 것이다. 40세 무렵까지 상승 곡선을 그리다가 그 뒤로도 크게 쇠퇴하지 않는다. 여성의 경우, 난소의 수명이 끝날 즈음 갱년기가 오고 폐경이 된다. 특히 폐경 후에는 난소 호르몬의 활동이 약화되어 그 영향을 받고 있는 성기, 그 중에서도 질이 건조하고 줄어든다. 하지만 남성의 발기불능처럼 여성의 폐경이 성생활을 빼앗는 것은 아니다. 이제 폐경기가 지났으니 성생활을 체념하는 것은 성욕을 저하시키는 가장 큰 원인이 된다.

폐경이 여자로서의 끝을 의미하는 것은 아니며, 발기불능이 남성으로서의 끝이 아니다. 사용하지 않으면 못 쓰게 된다. 즉 여성의 질처럼 사용하지 않아 위축되는 폐용위축의 원리는 남자의 정소와 성기에 대해서도 그대로 적용된다. 폐경 후에도 성생활을 적절히 즐기면 여성의 질 및 외음부는 촉촉하게 젊음을 유지한다. 암이나 근종 등으로 인해 자궁이나 난소 또는 질 일부를 제거한 사람이라도 적절한 성생활을 유지하면 질은 점차 본래의 상태로 돌아온다. 라마르크의 '사용하라, 그렇지 않으면 잃어버린다.(Use it or lose it.)'는 뇌신경세포와 성기에는 더 크게 적용된다는 사실을 알아야 한다.

조금씩 노화에 대한 불안이 나타나는 중년기에는 상호관계가 어려움에 부딪히기도 하고 권태기도 서서히 찾아오기 때문에 이를 방지할 수 있는 성생활이 더욱 중요하다. 어떤 의미에서 폐경은 여성에게 있어서 새로운 성의 시작이라 할 수 있다. 육체적 접촉만을 의미하는 섹스로부터의 해방이기 때문이다.

사랑의 언어와 스킨십만으로도 뇌는 젊어진다

중년기의 성행위는 쾌락을 찾기 위한 성적 결합이 아닌 상호 간의 감정적, 정서적 연결과 교감이 중요하다. '언어와 촉감이 있는 바깥쪽 뇌'라 불리는 피부의 존재를 잊어서는 안 된다. 피부는 뇌와 함께 태어날 때 외배엽에서 같이 발생한다. 서로 떼려야 뗄 수 없는 형제간이기 때문에 뇌가 풍족하고 즐거운 자극을 받게 되면 피부는 윤기가 흐르고 부드러워진다. 하지만 뇌가 스트레스를 받게 되면 피부는 거칠어지고 윤기가 사라지고 멜라닌 색소가 침착되어 어두워진다. 이런 의미에서 피부는 '제2의 뇌', '제2의 성감대'라고도 불린다. 따라서 피부 촉감을 통한 서로 간의 교감은 성적 접촉 못지않게 중요하다.

오감, 특히 청각을 통한 사랑의 언어나 피부 촉각을 이용해 사랑을 나누게 되어도 또 다른 의미의 성적 교감을 평생 즐길 수 있다. 단순한 몸의 접촉인 애무도 큰 즐거움과 편안함을 줄 수 있다. 사랑의 말을 나누며 포옹하거나 만져주는 것이 서로의 친밀감과 만족감, 일체감을 높여준다.

성을 즐기는 것은 뇌의 쾌감이 향상되어 뇌가 활성화되는 것은 물론 젊어져 치매를 예방하는 지름길이 될 것이다.

7

줄여라

줄이는 만큼 길어질 것이다

치명적인 중년의 적, 비만

세계보건기구에서 질병으로 규정한 비만은 노인병 발생을 크게 증가시킨다. 고도비만이나 복부비만이 심한 경우, 사망률과 치매 발생률이 2~3배 이상 증가하는 것으로 최근 보고되고 있다. 성인병과 노인병 발생 이외에도 비만은 태아의 신경계 발달에도 크게 영향을 미친다고 보고되고 있다. 체중 80~90kg인 여성이 신경관결손 아이를 출산할 위험은 체중 50~59kg인 정상 여성의 약 2배에 달한다고 보고되고 있다.

식욕 조절 단백질인 렙틴이 분비되지 않으면 폭식으로 살이 찌고 당뇨병이 생기며 무기력해진다. 최근 렙틴 유전자의 결함이 비만을 일으킬 수 있다는 것이 밝혀지기도 했다. 또한 UCP-2 유전자는 식사를 통해 과잉 섭취된 잉여 칼로리가 지방으로 저장되기 전에 열로 연소시키는 역할을 함으로써 비만을 억제하는 것으로 알려져 있다. 따라서 이 유전자의 활성에 따라 어떤 사람은 아무리 많이 먹어도 살이 찌지 않는데 반해 어떤 사람은 살이 찌는 것으로 추측하고 있다.

반면 뉴로펩티드 Y물질과 멜라닌 억제 호르몬은 식욕을 증가시킨다. 과도한 스트레스, 부족한 운동, 잘못된 식습관 등으로 항비만물질인 렙틴과 UCP-2, 그리고 비만 유도 물질인 뉴로펩티드 Y

와 멜라닌 억제 호르몬의 불균형이 비만을 일으키는 데 관여하는 것이다. 따라서 적절하게 운동하면서 스트레스를 이완하고 균형 잡힌 음식 섭취를 통해 비만을 예방해야 장수할 수 있고 치매 위험을 줄일 수 있다. 이제 비만을 장수를 위협하는 최대의 질환으로 생각하고 적극적으로 대처해야 할 때이다.

하루 한 잔이 말이 되냐고?

우리나라 사람들의 알코올 섭취는 세계 15위, 아시아 1위로(술과 건강에 대한 세계 현황 보고서 2014, WHO) 세계 상위권에 속한다. 주 1회 이상 폭음(남성은 소주 7잔, 여성은 5잔) 하는 회수는 남성이 43%, 여성이 14%로 WHO 통계와 비교할 때 다른 나라 사람들의 3배 이상 높은 수준이다.

    세상의 많은 음식물이 그렇듯 술에도 '양면성'이 있다. 옛날 이태백이 한잔 술을 마시면서 내재하고 있던 좋은 시상(詩想)을 떠올려서 명시를 남긴 것이나 한 손으로 포도주를 마시면서 악상을 썼던 슈베르트의 경우는 술의 좋은 효과를 잘 이용한 대표적인 예이다. 하지만 난폭한 행동으로 주위에 물의를 일으키는 경우는 술의 나쁜 면을 표출한 예라 하겠다.

알코올은 g당 7kcal의 에너지를 내기 때문에 음식의 역할도 한다. 알코올 중독자가 음식을 먹지 않고 술만으로도 생명을 유지하는 것도 바로 알코올의 에너지 때문이다. 충격을 받거나 기진맥진해서 쓰러진 사람에게 술을 먹이는 것 역시 같은 원리이다. 그러나 알코올에는 여러 가지 필수 영양소가 없기 때문에 알코올 섭취를 통해서만 에너지를 얻으려고 하다가는 여러 가지 질병을 얻을 수 있다.

술의 영향이 우리 신체에서 가장 먼저 나타내는 장기는 뇌 신경계이다. 근본적으로 알코올의 작용은 마취제의 작용과 비슷하다. 적은 양을 마실 때는 뇌의 억제성 신경계가 먼저 마취됨으로써 억제되었던 사고나 행동이 풀려서 오히려 자유로운 사고와 활동이 나타나지만, 다량의 술은 억제성 신경세포뿐만 아니라 자극성 신경세포까지 모두 마취시킨다.

알코올은 고대로부터 즐거움을 주는 물질, 인간의 행동 변화를 초래하는 물질로 알려졌다. 즉 가장 오랜 역사를 가진 인간의 마음을 변화시키는 물질로 인식되었다. 여러 가지 어려운 문제를 해결하기 위해, 매일 받는 사회적 스트레스를 잊기 위해, 그리고 축제 분위기를 고조시키기 위해서 등 고대로부터 술은 우리 인간생활에서 떼려야 뗄 수 없는 존재였다. 그러나 알코올은 뇌신경세포를 마취시켜 사멸을 촉진시키는 약물이기 때문에 특히 치매위험인자로 지목되고 있을 뿐 아니라 중요한 자아가 마취되어 심각한 정신적·신체적 장애가 나타날 수 있다.

물론 술에도 순기능은 있다. 2011년 미국 연구팀이 365,000명을 대상으로 한 143건의 연구 논문을 종합 분석한 결과, 1잔 정도의 술은 치매와 다른 인지기능 손상 위험을 23% 정도 낮춘다고 보고하였다. 와인이 독주나 맥주에 비해 치매와 인지기능 손상 예방 효과가 큰 것으로 나타났다.

최근 영국 옥스퍼드대학 연구팀은 매일 레드와인 반 잔 정도는 인지 능력을 향상시키나 반 잔이 넘으면 이런 효과가 나타나지 않는다고 보고하였다. 아마도 레드와인에 함유된 항산화 물질인 레스베라트롤 효과와 반 잔~한 잔 정도의 적은 양의 와인이 뇌의 혈류와 뇌 대사를 증가시키고 스트레스를 완화시켜 이런 효과가 나타나는 것이 아닌가 생각된다. 따라서 술은 될 수 있으면 한 잔 미만의 소량을 마시는 것이 치매에 걸리지 않는 최상의 길이다.

그렇지만 한 잔이라고 해도 결코 알코올의 영향을 무시해서는 안 된다. 한두 잔 마시는 술이 섬세한 기술을 요하는 행동에 지장을 초래할 수도 있기 때문이다. 하루 일과가 끝난 다음에 마시는 한 잔의 술은 하루 종일 시달렸던 심신의 피로와 긴장을 풀어주는 역할도 하지만, 피로할 때 마신 술은 보통 때보다 특히 운전과 같은 섬세한 기술에 더 큰 영향을 미칠 수 있기 때문이다. 따라서 한 잔이라도 술을 마셨다면 결코 음주운전은 하지 않는 것이 바람직하다.

그러나 하루 한 잔 이하의 술이란 빛깔 좋은 개살구, 지키지 못할 약속이다. 그러므로 술을 줄일 수 없다면 차라리 독하게 끊는 것이 좋다.

당신은 지금 기억력을 태우고 있다

얼마 전 보건복지부에서는 적나라한 뇌출혈 영상과 이로 인한 뇌졸중 증상을 직접적으로 묘사한 혐오스러운 금연광고를 내놓아 충격을 주었다. '술은 마셔도 담배는 끊어라'는 말처럼 담배가 인체에 백해무익하다는 사실은 누구나 알고 있다. 그러나 뼈가 썩어 들어가는 충격적인 비주얼을 보아도 담배에 중독된 사람들은 쉽게 담배를 끊지 못한다.

예전에 비해 흡연율이 많이 낮아지기는 했지만 우리나라에서 담배를 매일 피우는 15세 이상 인구 비율은 21.6%로 OECD 평균(20.3%)보다 다소 높은 편이다. 여성 흡연율은 5.8%로 OECD 최저인 반면, 남성 흡연율은 37.6%로 그리스에 이어 두 번째로 높다(OECD, 2012년 기준).

우리 신체 장기 중에서 산소에 가장 영향을 많이 받는 취약한 부분이 바로 뇌이다. 뇌는 몸무게의 2.5%로 펼치면 신문지 한 장 정도의 적은 표면적을 차지하지만 산소 소모량과 혈류량은 그 10배인 20%를 차지할 정도로 활발한 활동을 하는 곳이다. 그런데 계속해서 담배를 피우는 사람은 만성적인 산소 부족증에 빠진 상태와 같다.

담배 연기 중에는 4,000여 종의 화학 물질이 포함되어 있다. 이 중 우리가 잘 아는 것은 니코틴, 타르, 일산화탄소 정도다. 이 중 한 개비의 담배에서 발생하는 일산화탄소의 농도는 자동차의 배기가스와 견줄 만한데, 일산화탄소는 몸속의 혈액이 산소와 결합하는 것을 방해하는 '훼방꾼' 역할을 한다. 특히 임신부는 지적장애아, 저체중아 등을 출산할 위험이 있다.

니코틴은 심장박동수를 증가시켜 심근의 산소 요구량을 늘리는 것과 동시에 혈관을 수축시킨다. 혈관이 수축되면 당연히 혈액의 흐름은 나빠지고, 산소도 정상적으로 뇌까지 운반되지 않는다. 이러한 과정으로 흡연은 뇌혈관 질환을 증가시켜 뇌졸중과 혈관성 치매를 증가시킬 뿐만 아니라 알츠하이머 치매도 증가시킨다. 치매 환자 중 흡연자가 적은 것으로 나타나는 데, 이는 담배가 신체에 미치는 나쁜 영향으로 인해 치매가 걸리기 전에 일찍 죽기 때문인 것으로 알려져 있다.

눈에 보이지 않는 전자파가 무서운 이유

전자파는 전계와 자계로 구성된다. 전계는 전류의 크기에 비례하며, 인체가 전계에 노출된 경우 생체는 전도체이므로 피부를 통해 전류가 땅으로 흐른다. 자계는 인체를 통과해 인체 속의 여러 가지 이온 등에 해를 미쳐 불면증, 신경예민, 두통, 백혈병, 임파암, 뇌암, 유방암, 치매, 유산 및 기형아 출산을 증가시키는 것으로 보고되고 있다.

저자의 연구팀에서는 맥동성 단극 자기장을 쥐에 가한 후 뇌를 검사해보았다. 표면 가까이 위치하고 있는 대뇌피질, 해마, 소뇌부

기관	노출 시간 (단위 : 시)						
	0	2	4	8	12	18	24
대뇌피질	–	+/–	+	+	+	++	+++
해마	–	–	+/–	+	+/–	+	++
기저핵	–	–	+/–	–	+/–	+/–	+/–
소뇌	–	+/–	–	+	++	+/–	++
뇌교	–	–	–	+/–	–	+/–	+/–

자기장 노출 시간에 따른 신경세포에서의 핵염색질 응집 정도

표 3   응집 염색질은 4시간 노출되었던 실험 쥐의 대뇌피질의 신경세포에서 나타나 자기장에 노출 시간이 증가됨에 따라 비례하여 더욱 뚜렷하게 나타났다.(+++ 아주 심함, ++ 심함, +/– 아주 약함, – 없다)

의 신경세포핵에서의 응집염색질은 맥동성 자기장에 노출된 시간이 증가됨에 따라 증가하였으나 뇌 깊숙이 위치하고 있는 기저핵, 뇌교에서는 응집염색질이 별로 증가하지 않았다. 표3

즉, 뇌 깊숙이 위치하고 있는 부위(뇌교, 연수 등 생명 중추, 본능 중추, 기저핵)에는 전자파가 잘 침투하지 못해 별 손상을 미치지 않으나 표면에 있는 부위(대뇌피질, 소뇌, 해마 등)에는 일부 손상을 미칠 수 있는 것으로 나타났다.

미약한 전자파에 장기간 노출될 때 건강에 유해하냐 무해하냐는 논쟁이 일어나고 있지만, 구미 선진국에서는 강한 전자파에 노출될 때는 건강에 심각한 위해를 미친다는 사실이 인정되고 있다. 미국에서는 휴대전화 단말기를 6분간 사용했을 때 뇌 조직 10g에 흡수되는 전자파량을 측정, 그 정도가 체중 1kg당 1.6w 이하로 전자파량의 최대 노출 한계를 규정하고 있다. 유럽연합과 일본은 체중 1kg당 2w 이하로 전자파량를 규제하고 있으며, 영국은 아예 미성년자에 대한 휴대전화 판촉 행위를 금지하고 있다.

인체가 저주파의 전자파에 노출되면 세포에 유도 전류가 생성되어 세포에 존재하는 Na^+(나트륨이온), K^+(칼륨이온), Cl^-(염소이온), Ca^{2+}(칼슘) 이온 등의 분포에 불균형을 초래해 면역세포와 신경세포의 기능 및 호르몬 분비 기능 등에 장애가 나타날 수 있는 것으로 보고되고 있다. 또한 최근 스웨덴 카로린스카 연구팀과 미국 웨

인주립대 연구팀은 잠들기 전 휴대전화를 사용할 경우 숙면에 도달하는데 훨씬 더 많은 시간이 걸리며 숙면 시간도 짧아져 피로 회복을 방해한다고 보고하였다.

많은 시간 동안 일방적으로 전달만 하는 스마트폰이나 TV 시청에 정신을 뺏기면 뇌신경세포가 쉽게 지치게 된다. 그뿐만 아니라 수동적으로 내용을 전달받아 능동적으로 다양한 생각을 하기 어렵게 된다. 따라서 뇌신경세포에 다양한 정보 전달이 잘되지 않을 뿐 아니라 기억력이 떨어질 수밖에 없다. 그러므로 스마트폰이나 TV의 시청 시간을 적절히 조절하여 뇌의 피로를 덜어줄 필요가 있다.

뇌를 혹사시키는 스트레스를 줄이는 십계명

나이가 들수록 육체적, 정신적으로 자극 없이 조용히 지내는 것은 좋지 않다. 많은 스트레스 가운데 주위로부터의 격리가 가장 큰 스트레스로 알려지고 있다. 특히 주위로부터의 격리, 일로부터의 격리, 움직이지 않고 양반 대접을 받으려는 자세가 뇌신경세포의 원활한 활동을 방해해 치매 발생을 촉진할 수 있다. 또한 감정을 표현하지 못하고 속으로 화를 묻어두거나 화를 잘 내는 것도 치매와 사망률 모두를 증가시키기 때문에 너무 참지 말고 화도 적절히 조절하는 것이 좋다.

다음은 만병의 근원인 스트레스를 줄여 중년의 건강을 지키기 위한 십계명이다.

첫째, 5분 계획을 실천해보자 | 일을 미루다 보면 스트레스가 저절로 쌓이게 된다. 그래서 심리학자들은 5분 계획을 권장한다. 5분 동안만 일단 일을 해보자는 생각으로 일을 시작하면 자신도 모르는 사이 상당 시간 일을 하게 되어 스트레스가 사라지고 일에 대한 자신감이 생긴다.

둘째, 억지로라도 웃는 표정을 짓자 | '웃음은 스트레스를 진정시키고 혈압을 떨어뜨리며 혈액순환을 개선시키는 효과가 있을 뿐만 아니라 면역 체계와 소화 기관을 안정시키는 효과가 있다'고 독일의 티체 박사가 보고하였다. 요즈음 사람들은 40년 전에 비해 하루에 웃는 횟수가 3분의 1밖에 되지 않는다. 티체 박사는 아이들이 하루에 웃는 횟수가 평균 400번인데 비해 성인들은 5번밖에 되지 않았다고 보고하면서 웃음의 중요성을 강조하였다. 화가 나지 않는데도 화내는 표정을 하면 심장박동수와 피부 온도가 올라가지만, 웃는 표정을 지으면 반대의 생리적 변화가 실제로 일어나서 스트레스가 경감된다는 사실이 밝혀지고 있다.

셋째, 두뇌가 알파파 상태가 되도록 노력하자 | 심호흡을 하면서 정신을 집중하거나 좋아하는 음악을 들으며 스트레스를 관리해 보자. 더불어 공기가 맑은 곳에서 산책을 하면 음이온을 발생시켜 알파파가 나오는 데 도움이 된다. 자연의 소리, 즉 눈 밟는 소리나 시냇물 소리, 파도 소리 등을 들으면 뇌는 고요해져서 알파파 상태가 된다.

넷째, 망설이기보다는 일단 부딪쳐 보자 | 망설이지 말고 일단 부딪혀보자는 생각을 갖고 있는 자신감 강한 사람은 스테로이드 호르몬 분비가 낮다. 반대로 망설이면서 스스로 무기력하다고 생각하는 사람은 스테로이드 호르몬 분비가 높아져 면역 체계가 더 약화된다. 안 된다는 생각을 버리고 매사에 긍정적인 태도로 살아가자.

다섯째, 조급한 생각을 버려라 | 너무 꼼꼼하고 완벽하게 일을 챙기다 보면 온 신경이 쉽게 피로해지고 더 많은 스트레스를 받을 수밖에 없다. 따라서 때로는 일이 진행되는 것에 매달리지 말고 방관하는 자세로 느긋한 심정을 갖는 것이 도움이 된다.

여섯째, 긴장과 이완이 반복되는 취미생활을 즐겨라 | 마음속의 스트레스는 잊고 싶다고 해서 잊혀지는 게 아니기 때문에 긴장과 이완이 반복되는 영화나 스포츠 경기를 보거나 실제로 해보는 것이 도움이 된다. 더 좋은 것은 이제까지 시도해보지 않았던 새로운 취미생활을 개발하는 것이다. 새로운 경험은 지성의 뇌를 활발히 자극하고 감정의 뇌를 적절히 충족시켜 스트레스를 사라지게 한다.

일곱째, 긍정적이고 적극적으로 사고하라 | 긍정적이고 적극적이며 낙관적인 사고를 갖게 되면 감정의 뇌가 활성화된다. 더불어 이성의 뇌와 기억의 뇌인 해마, 그리고 동기의 뇌로 가는 회로가 활짝 열려 인지 기능, 기억 및 동기 부여가 좋아진다.

여덟째, 자극에 즉각 반응하지 마라 | 외부 자극에 즉각 반응하지 말고 한 단계 늦추어 서서히 반응하는 생활태도가 필요하다. 즉각 반응하면 감정적 뇌가 반사적으로 작동되어 감정적으로 대응하기 쉽다. 하지만 숨을 크게 쉰 다음 서서히 반응하면 이성의 뇌가 작동되어 감정의 뇌를 적절히 제어하기 때문에 보다 합리적으로 판단하고 대응할 수 있어 스트레스를 덜 받게 된다.

아홉째. 쉬어라 | 휴식은 뇌와 신체가 다음 일을 보다 효율적으로 준비하는 단계이다. 휴식을 통해 스트레스에 지친 뇌와 신체를 이완시킬 필요가 있다.

열 번째. 균형 잡힌 식단을 구성하라 | 균형 잡힌 영양소를 섭취하여 스트레스에 버틸 수 있는 에너지를 뇌와 신체에 공급해주는 것이 좋다.

사람은 죽을 때까지 평생 배우고 익히며 살아간다. 그것이 가능한 이유는 바로 뇌의 신경세포 때문이다. 잘못된 습관으로 망가진 뇌는 치매라는 영원한 망각의 수렁에 빠지게 된다. 특히 많은 스트레스에 노출되어 있는 중년들은 조금만 게으르게 관리를 해도 뇌의 노화가 순식간에 찾아와 어둠의 나락으로 떨어지게 된다. 반대로 뇌를 관리하면서 잘 사용하면 오랫동안 젊음의 활력을 유지하여 치매를 예방하고 더불어 장수할 수 있다. 뇌의 활력을 유지하는 것이 곧 젊음을 유지하는 비결이자 질병 없이 노년을 보낼 수 있고 장수 할 수 있는 지름길이라는 것을 항상 기억하며 실천하기 바란다.